ROMEON
VERLAG

Für Lara

Danke an Dich

*Wie reagiert ein Partner*in, wenn man nach 10-11 Std. Arbeiten sagt „Ich gehe jetzt noch zum Sport". In der Regel nicht begeistert. Meine liebe Frau Bettina erträgt dieses nun schon seit ca. 40 Jahren. Nun könnte man annehmen, dadurch, dass sie mich zumindest die ersten 30 Jahre wenig gesehen hat und mich in dieser Zeit ertragen musste, ist das vielleicht der Grund, warum wir seit 40 Jahren zusammen sind. Sei es , wie es ist, ich möchte Danke sagen für ganz viel Verständnis, Toleranz und die erlebnisreiche und wunderbare gemeinsame Vergangenheit und was den Sport angeht, bist Du mittlerweile ja fast fitter als ich.*

Vielen Dank an alle, von denen ich lernen durfte. Danke auch an meinem Freund und Sportler Norbert für 40 Jahre Freundschaft und sportliche Inspiration und an Paul, meinem ehemaligen Studenten, der heute als EMS- und Personaltrainer mit uns zusammenarbeitet.

Vielen Dank an das Team vom Romeon Verlag.

Der Kopf ist das Limit.

Solange wie der Kopf der Überzeugung ist, dass du etwas tun kannst, solange kannst du es auch zu 100 Prozent erreichen.

Arnold Schwarzenegger

BODY & MIND
PERFORMANCE

1. Auflage, erschienen 9-2022

Umschlaggestaltung: Romeon Verlag
Text: Klaus Brüggemann
Layout & Grafiken: Annika Wellnitz

ISBN: 978-3-96229-364-2

www.romeon-verlag.de

Bibliografische Information der Deutschen Nationalbibliothek:
Die Deutsche Nationalbibliothek verzeichnet diese Publikation in der Deutschen Nationalbibliografie; detaillierte bibliografische Daten sind im Internet über *http://dnb.dnb.de* abrufbar.

Klaus Brüggemann

BODY & MIND PERFORMANCE

30 Jahre funktionelles Verjüngen ist möglich

ÜBERSICHT

60 % der Deutschen haben Übergewicht *(1)*, in Ländern wie der USA sind es noch erheblich mehr. 70 % leiden unter Rückenschmerzen *(2)* und ca. 60 % der Deutschen fühlen sich gestresst *(3)*.

Wissenschaftler schätzen die Ursache für diverse Krankheiten durch falsche Ernährung auf 60 - 75 %.

Body & Mind, Körper und Geist, gehören zusammen. Ernährung, Regeneration, Selbstreflektion und Bewegung sind die beste Prävention. Nicht nur Gedankenhygiene, sondern auch Bewegung und Sport, Körperspannung und Körpergefühl sind entscheidend. Studien offenbaren verblüffende Verbindungen zwischen Körper und Psyche: Seelisches Leid schadet massiv der Gesundheit, aber auch der Körper steuert unsere Gefühle. Schon Siegmund Freund ging davon aus, dass psychische Konflikte sich in körperliche Beschwerden umwandeln. Bis jedoch auch Mediziner das akzeptierten, vergingen Jahrzehnte.

Raus aus der Normalität, hinein in ein gesünderes Leben!

Einen sportlichen Körper bekommen oder halten, ohne stundenlanges Training im Fitnesscenter. Abnehmen oder Gewicht halten, ohne Diäten und großen Verzicht, Schmerzen verringern, Krankheitsverläufe verbessern, Antiaging aktivieren, Entspannung und Gedankenhygiene, ohne langwierige Meditationsübungen. Raus aus der Insulin- und Cortisol-Falle und hinein ins Lebensglück. Ich zeige Ihnen den Weg, wie es gehen könnte!

Funktionell sich durch Krafttraining um ca. 30 Jahre zu verjüngen ist möglich.

Ich zeige Ihnen auf, dass es nicht teurer Maschinen bedarf, sondern man mit wenig Equipment auf wenig Raum auch zu Hause, oder unterwegs, extrem gute Trainingsziele erreichen kann. Ich informiere Sie über die drei häufigsten Fehler die, u. a. beim Fitnesssport, gemacht werden. Trainieren ja, aber richtig. Ausdauersportarten sind wahre Wundermittel gegen Erschöpfung, Stress und Burn-out. 30 Minuten, 3- bis 4-mal die Woche, für ein funktionelles Workout reichen, um nachhaltig in Form zu kommen und man muss kein Sportler*in sein, um Erfolge zu erzielen und Spaß zu haben!

Gesunde Ernährung, Abnehmen, Bodyforming, Antiaging sind kein Hexenwerk.

Einfach abnehmen, nachhaltig, ohne Diäten und Qualen! Nicht möglich?

Na, dann lassen Sie sich überzeugen! Wir essen nicht unbedingt zu viel, sondern eindeutig zu oft. Abnehmen ist keine Kunst, wenn man ein paar Dinge beachtet. Man benötigt keine der zahlreichen Diäten und man muss nur bedingt verzichten. Viele der häufigsten Krankheiten entstehen durch falsche Ernährung. Arthrose, Stoffwechselkrankheiten und vieles mehr, kann man mit einer Ernährungsumstellung lindern und verbessern. Entscheidend ist aber, Figur und Gesundheit geht ohne großen Genussverzicht! Sich gesund zu ernähren, kann Spaß machen. Die Kunst ist es, die Gewohnheiten umzuprogrammieren. Ich zeige Ihnen, wie dies funktionieren kann.

Overloading- und Burn-out-Prävention sind elementar für Ihre Lebensqualität.

Fitness für den Körper machen viele, vernachlässigen aber dabei das Mindfitness. Körperhygiene ist wichtig, Gedankenhygiene aber auch. Ohne Ruhepausen geht es nicht. Den ganzen Tag vor dem Bildschirm, von einem Termin zum nächsten hetzen und abends dann nur noch auf die Couch und TV schauen. Leider ist dies der Alltag für viele Deutsche. Dabei ist unser Körper auf Bewegung programmiert. Kann man den Stress und das Overloading nicht mehr kompensieren, äußert sich das dann in den verschiedensten Symptomen. Unser Körper und unsere Seele fangen an zu leiden. Mentales Ungleichgewicht beginnt nicht nur im Kopf, sondern auch in unseren Zellen. Winzige Kraftwerke in unseren ca. 70 Billionen Körperzellen produzieren ständig Energie, indem sie die aufgenommene Nahrung in Energie umwandeln. Bei zu viel Stress oder einem Burn-out kommt dieser Prozess ins Stocken, oft bis zu einem völligen Zusammenbruch.

Mehr Entspannung und Lebensqualität ist möglich.

Oft fällt es uns schwer Entscheidungen zu treffen. Das Leben ist ein Wagnis und steckt voller Erlebnisse, Erfahrungen, Glück, Liebe und Enttäuschungen. Viele Menschen sind geprägt von Unsicherheit und Bedenken und merken oft erst zu spät, dass Sie ein versäumtes und ungelebtes Leben hinter sich haben. Gewinnen kommt nach Beginnen!

Kaufen Sie sich ein Maßband und schneiden Sie es bei einer Lebenserwartung von ca. 78 Jahren/cm ab. Nun kürzen Sie die 78 cm um Ihr Alter und schon sehen Sie, dass Sie ggf. 2/3 Ihres Lebens schon gelebt haben

Leben Sie bewusst Ihr Leben mit Lust auf Neues und auf Wagnis.

Ich wünsche allen meinen Lesern*innen ein erfülltes und gesundes Restleben.

VORWORT

Einfach managen war bereits vor Jahrzehnten die Grundlage für den Erfolg von Aldi, Lidl und Co. Wenige Artikel, klare Logistik, schon damals mehrere QR-Codes am Produkt, sodass der Kassierer*in die Artikel nicht unnötig an der Kasse drehen musste. Warum erwähne ich das? Um sich zu bewegen und Sport zu treiben, benötigt man kein sportwissenschaftliches Studium oder ein top ausgestattetes Fitnesscenter. Um sich gut und gesund zu ernähren, muss man keine Kalorien zählen, Kohlenhydrate weglassen, die Blutgruppe, oder den eigenen Stoffwechsel analysieren, oder teure Diätprodukte kaufen. Um Stress zu mindern, Burn-out-Prävention zu betreiben, mehr Zufriedenheit und Lebensqualität zu finden, muss man nicht unbedingt Meditation oder Yoga lernen, oder einen Therapeuten aufsuchen.

Fakt ist, fit werden und bleiben, sich gesund ernähren, Bodyforming, ohne großen Verzicht und mehr Ruhe, Glück und Zufriedenheit finden, ist kein Hexenwerk und sonderlich kompliziert. Natürlich lebt die Wirtschaft von immer neuen Pseudo-Weisheiten und teilweise absurden Diät-und Abnehmprodukten. Es ist wissenschaftlich erwiesen, dass der gesunde Mensch, sich durch richtiges Krafttraining und einer gesundes Lebensweise, bis zu 30 Jahre verjüngen kann. Ich möchte Ihnen in diesem kleinen Taschenbuch einfache aber erfolgreiche Wege aufzeigen für Ihre persönliches Body & Mind Fitness. Ich stütze mich dabei auf wissenschaftliche Erkenntnisse, aber primär auch auf über 20 Jahre Tätigkeit in der Sport- und Gesundheitsbranche und über 40 Jahre Erfahrungen als Sportler, Trainer und Coach. Es wird Sport- und Ernährungswissenschaftler und ggf. auch Psychologen geben, die das eine oder andere anders oder zu verkürzt sehen.

Einerseits freue ich mich auf jede Diskussion, anderseits geht es eben um das reale Leben und eine zielorientierte und erfolgreiche Umsetzung, ohne extremen Zeitaufwand, Zusatzkosten, Verzicht und leicht zu verstehen, einfach managen halt. Wichtig ist mir zu betonen, es geht nicht um Körperwahn, Modelfiguren, oder auch etwas Übergewicht, es geht darum, bestmöglich, so lang wie möglich und so fit wie möglich, sein Leben gesund zu gestalten! Ich wünsche Ihnen viel Spaß beim Lesen und denken Sie immer daran, beginnen ist die Grundvorrausetzung zum Gewinnen.

Herzliche Grüße,

ihr Klaus Brüggemann, 63 Jahre, Körperfettanteil 11 %, bei kalorienreduzierter ausgewogener Ernährung ohne großen Verzicht, mit täglich einem Glas Wein, am Wochenende auch mal mehr, und durchaus mehrfach in der Woche etwas Schokolade oder Chips.

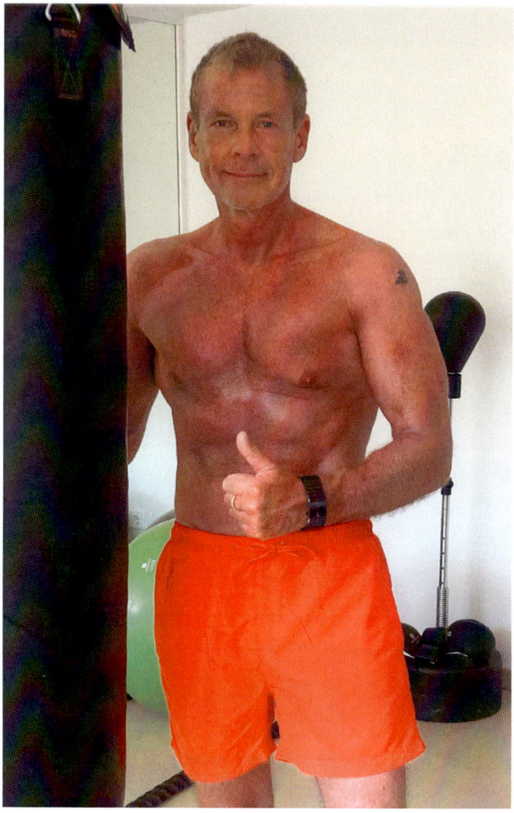

Abb. 1.1, Quelle: Eigene Aufnahme

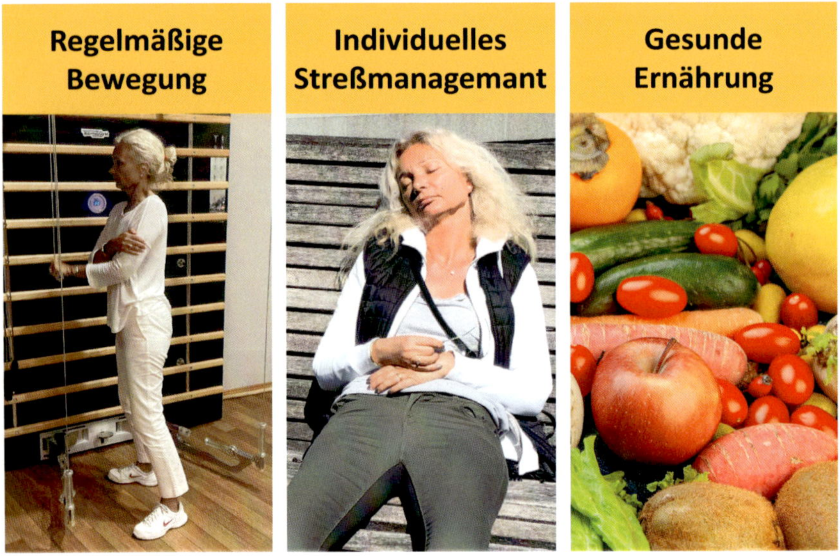

Abb. 1.2, Quelle: Eigene Grafik

Kapitel 1

1.1 Die Kunst, Gewohnheiten zu ändern

Body & Mind Performance mit Erfolg, Bewegung, Ernährungsumstellung und Burn-out-Prävention gelingen nur mit Identitätsveränderungen und Gewohnheitsumstellungen.

Ich höre immer, ich esse gar nicht so viel, ich koche gesund, oder Diäten helfen mir nicht, ich arbeite 50 Std. in der Woche, oft noch die Kinder und der Haushalt, da bleibt definitiv keine Zeit für Sport. Ich bin seit 48 im Berufsleben, 25 Jahre in der Hotellerie und Gastronomie und 20 Jahre in der Sportbranche, davon 35 Jahre im Management oder in der Selbstständigkeit. Bis vor einigen Jahren hatte ich branchenbedingt, tatsächlich und real, immer durchschnittlich eine 70-Stunden-Woche. Dennoch habe ich konstant mindestens 3 mal die Woche Sport getrieben und wenn es 30 Minuten abends um 23.00 Uhr im Hotelzimmer war. Keine Zeit zu haben, ist ein Argument, mit dem man sich selber betrügt. Es ist wie beim Essen, da hört man ähnliches, es fehlt die Zeit zum gesunden Kochen, oder ich esse bereits gesund.

Die meisten Menschen nehmen sich vor, gerade zum Jahresbeginn oder nach einer Krankheit, bei sich selber oder im persönlichen Umfeld, nun stelle ich meine Ernährung um und ich fange an, regelmäßig Sport zu machen. Wer das nötige Kleingeld hat, kauft sich dann ein Laufband oder einen Stepper für einige tausend Euro, oder er schließt einen Jahresvertrag in einem Fitnesscenter ab. Ich persönlich schätze, dass 70 % der teuren Fitnessgeräte zuhause nach ca. 3 Monaten nur noch Dekorationszwecken dienen oder zum Staubfänger werden. Ähnlich verhält es sich mit den regelmäßigen Besuchen im Fitnesscenter.

Warum ist das so?

Wenn ein Raucher sagt, ich höre gerade auf zu rauchen, dann hat er schon verloren und fängt mit dem Rauchen wieder an. Gleiches trifft auch für den Begriff Diäten zu. Wer über eine längere Zeit fastet und entbehrt, verliert schnell die Lust. Er sucht sich dann für sich legitime Argumente, wie „Ich fühle mich ja recht wohl mit dem Übergewicht, oder man muss ja nicht den Schlankheitswahn mitmachen, oder ich genieße und esse und trinke nun mal gerne."

Wie kommt man nun zu einem erfolgreichen und nachhaltigen Wandel und Erfolg? Sie müssen bewusst Ihre Identität verändern. Der Raucher muss gleich ab dem zweiten Tag sagen, ich bin Nichtraucher. Aber wie kommt der Laufbandkäufer nun zu einem regelmäßigen Training über Jahre und nicht nur für einige wenige Wochen? Wie schafft es der Abnehmwillige, nachhaltig seine Ernährung umzustellen?

Zwei Punkte sind dabei entscheidend. Erstens, Sie müssen ein paar Regeln und Fakten beim Sport aber insbesondere bei der Ernährung beachten. Welche Fakten das sind, erläutere ich Ihnen in den nachfolgenden Kapiteln. Zweitens geht es um Gewohnheiten und quasi ein Gewohnheits- und Verhaltensmanagement.

Dopamin steuert u. a. unsere Triebe, was den Sexualtrieb angeht, haben wir uns weitgehend unter Kontrolle. Warum, weil es um Moral, Scham und Reglementierung geht. Bei der „Essenslust" können wir unkontrolliert unsere Lust am Essen ausleben. Ihnen fehlt der Antrieb, Ihr Essverhalten zu ändern. Ein oft als Alibi formuliertes Argument ist, es sind die Gene. Ja, es stimmt, auch die Gene können Fettleibigkeit begründen. Es gibt diesbezüglich mehrere Aussagen, die Schätzungen liegen bei nur 5 % *(1.1)*. Wie ich finde, ein Wert, der nicht wirklich als Alibi taugt. Erziehung, Wissen, Aufklärung, Disziplin, Identität und Ziele sind die Hauptfaktoren und gute Voraussetzungen, mit einer halbwegs gesunden Ernährung gut durchs Leben zu kommen. Warum haben meist dicke Eltern, dicke Kinder, es ist naheliegend, dass die Kinder die Essgewohnheiten der Eltern quasi übernehmen mussten. Natürlich werden die Kinder u. a. bereits durch die süße Muttermilch auf Süßes programmiert, aber wenn ich sehe, dass Eltern ihre Kleinkinder im Kinderwagen beim Einkaufen vor sich herschieben und die Kinder genüsslich an einem Plunderstück, oder auch süßem Zwieback herumkauen, kann ich nur sagen, ihr tut euch und insbesondere euren Kindern keinen Gefallen.

Ob Sie sich beruflich verändern möchten, Ihren persönlichen Style, Ihren gesamten Lebensstil, oder aber eben auch Ihr Ernährungsverhalten, es gibt mehrere Möglichkeiten, zum Ziel zu kommen. Entweder verändern Sie Prozesse und Abläufe, oder Ziele und Erwartungen, oder eben einen Teil Ihrer Identität. Natürlich haben alle Möglichkeiten Schnittmengen und Durchlässigkeiten. Gewohnheiten, gute und weniger gute, bestimmen Ihre Identität.

Handlungen führen zu Gewohnheiten, um Ihre Ziele zu erreichen, fitter und ggf. schlanker zu werden und gesünder zu leben, müssen sie ihre gewohnten Handlungen und Gewohnheiten verändern. Schauen wir uns erst einmal Ihren Plan und Ihre Ziele an. Sie möchten 10 kg abnehmen, Sie möchten in 12 Monaten fit werden, Muskeln aufbauen und nicht mehr bei leichten Belastungen außer Atem kommen? 10 - 12 kg in einem Jahr abzunehmen, klappt seriös und nachhaltig, 10 kg in sechs Wochen geht mit Diäten und massiver Kalorienreduzierung auch, aber niemals nachhaltig und sinnvoll. Nachdem Sie dieses Buch gelesen haben, oder auch eines von anderen Autoren, oder ein Fitness- und Ernährungscoach Ih-nen die wichtigsten Fakten vermittelt hat, machen Sie sich einen Plan, gemäß Ihren persönlichen Vorsätzen. Entscheidend dabei ist, dass Sie Ihre Ziele spüren müssen:

Sei es die Vorstellung, dass endlich wieder ein altes Lieblings-kleidungsstück oder der Bikini passt, Sie sich mit der Lieblingsmusik aus dem Kopfhörer joggend durch den Park laufen sehen, oder ein anderes Gedankenbild, das Sie glücklich macht. Setzen oder legen Sie sich hin und schließen Sie die Augen. Atmen Sie über den Bauch mehrfach vier Sekunden ein, und bewusst acht Sekunden aus. Lächeln Sie. Nun stellen Sie sich ein Bild vor, bei dem Sie sich wohlfühlen, es kann auch das Bikinifoto sein. Dieses Bild wird Ihr Anker. Versuchen Sie, durch Suggestionsübungen dieses Stimmungsbild jeden Tag abzurufen.

Sie müssen wollen, dass Sie ein anderer Mensch werden. Nicht andere, nicht Ihr Umfeld, nur Sie selber können Ihre Identität verändern.

Ihre neuen Bedürfnisse müssen für Sie und ggf. auch für andere attraktiv sein, d. h. Fortschritte sind Ihre Anerkennung. Weihen Sie Ihren Partner*in, oder besten Freund*in über ihren neuen Weg ein, auch wenn es Ihnen zuerst peinlich ist. Peinlich kann es erst werden, wenn Sie und nur wenn Sie es zulassen, dass Sie zu früh aufgeben. Man kann aufgeben, aber dann stehen Sie auch dazu, das kann jeder akzeptieren. Gewohnheiten machen uns unser Leben leichter, da sie automatisierte Handlungen sind. Exakt dieses ist das Problem. Wir müssen unsere neuen guten Gewohnheiten attraktiv machen, so dass eine neue Programmierung von Bedürfnissen und Handlungen erfolgt. Wenn ich selber und insbesondere andere auf mich stolz sind, mich attraktiver finden, mir ein Lob aussprechen, wenn ich selber Haltung zeige, dann belohne ich mich mit dem bereits erwähnten Dopamin, dem Glückshormon. Aber bereits die Erwartungen auf ein Ereignis, sei es ein Urlaub, ein Date, Sex, gutes Essen, aber eben auch mehr Fitness und Körpergefühl, schüttet Dopamin aus und motiviert und belohnt mich. Es dauert ca. zwei Monate, bis sich Gewohnheiten automatisiert haben. Ähnliches gilt für Geschmacksveränderungen, Körpergefühl und vieles mehr.

Ich verspreche Ihnen, wenn Sie ca. zwei Monate durchhalten, haben Sie verinnerlicht, dass mehr Bewegung ein gutes Gefühl ist. Sie werden ein besseres Körpergefühl bekommen, Sie werden weniger Verdauungsprobleme und Gelenkschmerzen haben. Sie haben verinnerlicht, dass es nicht täglich Wurst oder Fleisch, Süßes, Sahne beim Kochen, Weizen oder Milchprodukte sein müssen. Sie haben gelernt, dass Dinkelbrot, Vollkornnudeln, frisches Gemüse,

Mandelmilch und Sojaeis auch schmecken können. Sie werden sich selber belohnt fühlen. Sie und andere werden stolz auf Sie sein. Sie müssen sich aber darauf einlassen.

Was haben Sie zu verlieren?

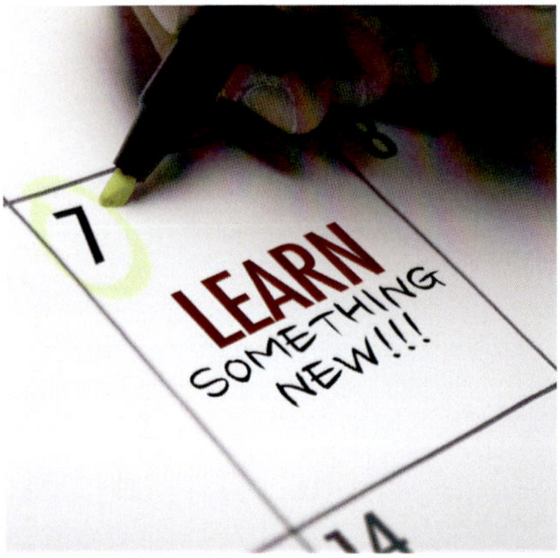

Abb. 1.3 Quelle: iStock

Nun geht es darum Ihre gelernten Gewohnheiten, sei es beim Einkaufen, den Griff zu Fertigprodukten und Süßigkeiten, der Schokoriegel an der Tankstelle, das Weißbrot beim Italiener, oder eben auch die Liftnutzung im Büro, oder die Fahrt mit dem Bus oder der U-Bahn, auch wenn es nur zwei Stationen sind, zu ändern.

1.2 Wie verändere ich meine Gewohnheiten, mein Verhalten und meine Ziele?

Zuerst reflektiere ich seriös mein Verhalten bezogen auf meine Energiebilanz, d. h. Einkauf, tägliche Schrittmengen, Rituale und Automatismen. Nun erfolgt ein Soll-Ist-Vergleich der alten und neuen Gewohnheiten.

Alte Gewohnheiten	**Neue Gewohnheiten**
Tägliche Serie schauen	Erst nach einem kurzen Workout
Tagliche Serie schauen	Bei einem Workout
Schokoriegel an der Tanke	Kleine Flasche Wasser kaufen
Fertiggerichte	Gemüseeintopf selbst gekocht
2 - 4 Busstationen	zu Fuß gehen
Süßigkeiten kaufen	Nüsse, ggf. Studentenfutter
Weißbrot beim Italiener	Sofort zurück gehen lassen
Süßigkeitendepot zuhause	Verschenken

Beispielhaft: Wie wirken Ziele auf uns?

Ziele haben einen direkten Einfluss auf unser Bewusstsein und steuern unseren Verstand, unsere Aufmerksamkeit und unsere Emotionen. Ziele schaffen einen Maßstab und setzen Erwartungen. Die Erwartungen beziehen sich auf die Qualität des Ziels, auf den Aufwand und die Erfolgsaussichten, die Risiken und letztendlich auf die emotionalen Konsequenzen.

Der Weg zum Ziel muss geplant werden.

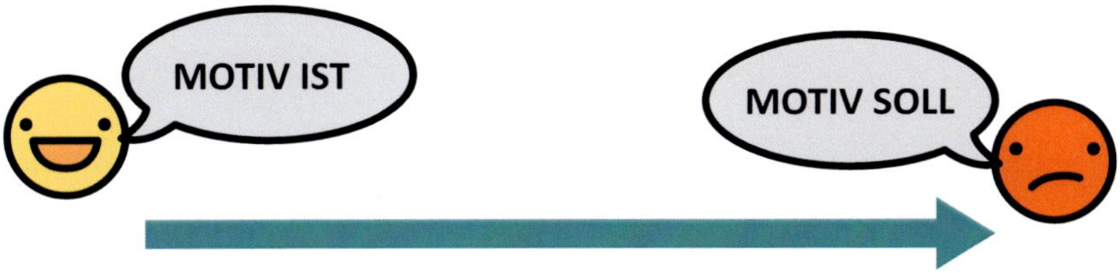

Die vier häufigsten Störfälle:

1. Zielvereitlung (Zielaufgabe, da zu hohe Erwartungen)
2. Negative Nebenwirkung (Das Ziel wurde erreicht, aber hoher Preis)
3. Zielerschwerung (Aufwand und Nutzen)
4. Ausbleiben der Belohnung

Abb. 1.4, Quelle: Eigene Grafik

Verfehlte Ziele und enttäuschte Erwartungen führen zu Selbstzweifeln. Sie sollten aber nie eine erneute Zielsetzung verhindern. Schaffen Sie sich realistische Ziele, 10 kg in zwei Monaten nachhaltig abzunehmen, sind selten realistisch und auch nicht 3 kg Muskelwachstum in zwei Monaten. Setzen Sie sich Zwischenziele, Weltmeister zu werden gelingt nicht über Nacht, sondern es kostet Zeit, Geduld, Training, Disziplin, Rückschläge und auch ein wenig Glück. Prüfen Sie Ihre Ziele auf ihre Realisierbarkeit. Auf Ihrem Weg ist es manchmal erforderlich, Ihre Strategie und quasi Prozesse zu verändern. Entfernen Sie unnötige Reibungsverluste und wenn möglich Hindernisse.

1.3 Commitment to myself

Nachdem ich nun meine Vorsätze, Gewohnheiten zu ändern für mich und andere definiert habe, meine neuen Ziele kenne, mache ich mit mir ein Versprechen und einen Vertrag. Ich verspreche mir, ggf. auch meinem Partner*in, in wenigen Sätzen definiert, was ich an Gewohnheiten ändern möchte. Dieses können Verhaltens-Einkaufs- und Essgewohnheiten sein und auch konkrete Trainingseinheiten pro Woche. Diesen Vertrag können Sie unterschreiben und quasi von Ihrem Partner mit seiner Unterschrift beglaubigen lassen. Nun suchen Sie sich eine Stelle, ggf. im Bad am Spiegel, so dass Sie am Morgen und am Abend beim Zähneputzen, Ihr Commitment sehen können. Jeden Morgen und jeden Abend lesen Sie laut den Inhalt Ihres Versprechens vor.

Neue Gewohnheiten müssen einfach und alte Gewohnheiten schwierig gestaltet werden. Bei ungesunden Lebensmitteln und Süßem ist es relativ einfach, bitte nicht mehr einkaufen. Ggf. kann ja Ihr Partner*in für Sie einkaufen gehen, so dass Sie erst gar nicht den Reizen ausgesetzt werden. Wenn Sie unter der Woche wenig Zeit haben, kochen Sie bedingt vor, schneiden Sie am Abend für den nächsten Tag ihr Obst zurecht, oder füllen Sie ihren Vollkornreis, oder Rote-Beete-Salat am Tag vorher in Ihren Speisebehälter fürs Büro. Tragen Sie ihre Workout-Termine, auch die zu Hause, fest in Ihren Kalender ein und programmieren Sie zusätzlich Ihren Wecker. Legen Sie am Abend vorher Ihre Sportsachen raus.

Führen Sie eine Art Tagebuch und tragen Sie ein, warum Sie ggf. Ihren Vorsatz nicht gehalten haben. Hinterfragen Sie ehrlich und kritisch die Gründe, die Sie gehindert haben, Ihr Versprechen, sich selber und anderen gegenüber, gebrochen zu haben. Notieren sie die Auslöser, die Sie wieder in alte Gewohnheiten geführt haben. Suchen Sie sich einen Verbündenden, geben Sie sich gegenseitig ein Versprechen und halten Sie dieses ein. In einem Wettbewerb findet man schnell eine Motivation.

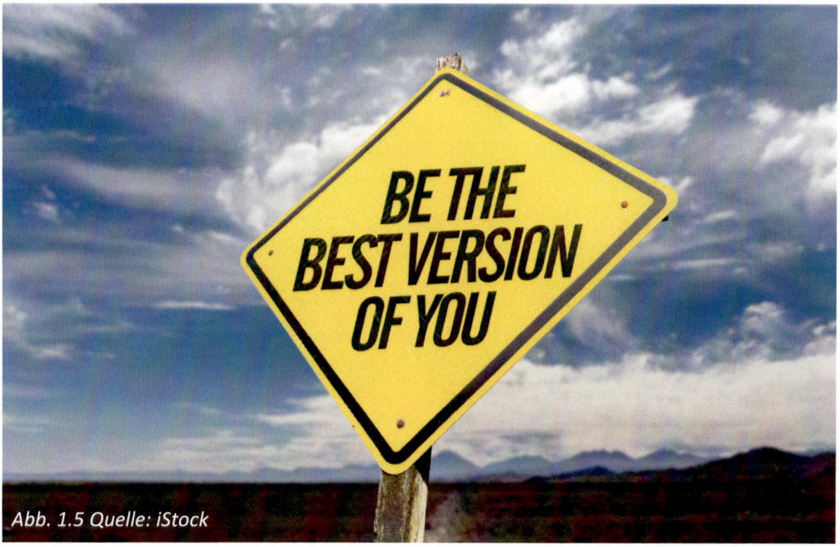

Abb. 1.5 Quelle: iStock

Veränderungen gelingen durch Begeisterung oder Leidensdruck

Unser Gesundheitssystem ist noch vorrangig als Reparatursystem geprägt. Menschen verändern häufig erst ihre Essgewohnheiten, nehmen Körpergewicht ab, fangen an sich mehr zu bewegen oder Sport zu treiben, wenn der Leidensdruck groß ist.

In der Regel ist das mit nicht mehr reparierbaren Defekten verbunden, sei es nach einem Herzinfarkt oder einer Diabetesdiagnose. Lassen Sie es doch bitte erst gar nicht so weit kommen. Schaffen Sie Begeisterung für Ihr neues Wirken und Ihr neues Ich. Stellen Sie sich Älterwerden bewusst vor, mit den Auswirkungen einer Überernährung und toxischem Bewegungsmangel.

Möchten Sie Ihren späteren Ruhestand aktiv gestalten und mit Ihren etwaigen Enkeln mithalten? Die Fakten sind eindeutig und keine Panikmache. Sie haben die Schule besucht, eine Ausbildung oder ein Studium geschafft, Sie sind beruflich engagiert, haben eine Familie gegründet. Sie haben Höhen und Tiefen des Lebens kennengelernt und gemeistert. Sie sind nicht schwach, Sie haben bereits bewiesen, dass Sie Stärke und Mut haben. Natürlich ist die Sucht nach mehr Bequemlichkeit, leckerem Essen, gutem Wein, süßen Getränken,

Schokolade und vielen andern Dingen immer gegeben. Sie wissen aber, was Verantwortung, auch gegenüber Ihren Lieben, bedeutet, also seien Sie eigenverantwortlich.

Hören Sie auf zu jammern, dass Sie nun bedingt verzichten müssen, schöne alte bequeme Gewohnheiten verändern sollen, beginnen Sie mit dem Gewinnen, und zwar jetzt!

Kapitel 2

Bewegung, aber richtig. Mit kleinem Equipment 3-4-mal die Woche über 30 Minuten zum Trainingserfolg.

2.1 Beginnen führt zum Gewinnen

Bewegungsmangel verursacht jährlich weltweit über 5 Mio. Tote *(2.1)*

Wir bewegen uns seit Jahren in Sachen Körperhaltung in der Evolution zurück. Durch vorrangig sitzende Tätigkeit und Bewegungsmangel ist unsere Körperhaltung bald wieder so, wie bei unseren Vorgängern. Durch die Möglichkeiten der persönlichen Digitalisierung werden wir vom Menschen zum User.

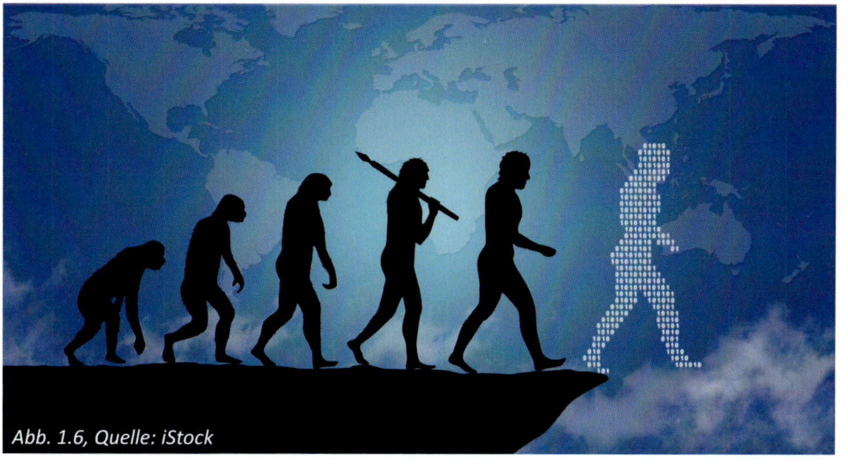

Abb. 1.6, Quelle: iStock

Wir kennen das alle, gerade zum Jahresanfang verzeichnen die Fitnesscenter den größten Mitgliederzuwachs. Das neue Jahr bringt neue Vorsätze, man möchte in Form kommen und Sport treiben.
Nach einigen Wochen und anfänglichen Erfolgen, an Kraft-, Kondition- und Muskelzuwachs und etwas Fettverlust, tritt eine Stagnation ein und es geht oft schon wieder die Disziplin verloren. Der Laufschuh bleibt im Schrank, der Hometrainer unbenutzt oder man wird im Fitnesscenter zum passiven Mitglied.

Warum ist das häufig so?

Wie im Kapitel 1 beschrieben, muss ich natürlich meine neuen Gewohnheiten verinnerlichen, etwas Geduld aufbringen, aber eben auch ein paar Dinge beachten. **Um bei den Fitnesscentern zu bleiben, obwohl mittlerweile in den meisten guten Studios, Trainer*innen vor Ort sind, wird fast immer falsch trainiert.** Auch wenn es sich etwas merkwürdig liest, die Ambitionierten trainieren meist zu oft, mit zu viel Wiederholungen und Übungen. Oder zu niedrigen, oder bei abgefälschten Bewegungen mit zu hohen Gewichten und zu schnellen und dynamischen Bewegungen. Wenn man kein Profisportler ist, benötigt man nach einem intensiven Training ca. 48 Std. Ruhepause. Die Fitnessfreaks, die täglich ins Studio gehen, sind zumeist übertrainiert, was sich natürlich im Ergebnis kontraproduktiv auswirkt.

Der Fitness- und Gesundheitssportler trainiert ähnlich, oft mit viel zu vielen und komplizierten Übungen, zu vielen Wiederholungen und viel zu schnellen und dynamischen Bewegungen. Neben diesen Erwähnungen und Zielgruppen beobachtet man in den letzten Jahren primär die körperbewussten jungen Leute, in den Crossfit Studios, wo gegenüber einigen Teilnehmern quasi Körperverletzung betrieben wird. Damit Sie mich nicht falsch verstehen, es gibt viele gute und seriöse Betreiber und Crossfit ist ein cooler und hocheffektiver Sport, aber eben nicht für untrainierte Anfänger. Gleiches gilt für Club- und Ressorturlauber, da rennen oftmals die gesetzten, eingerosteten, Bluthochdruckler und untrainierten Gutverdiener, im mittleren Alter, zu den Cyclekursen und bewegen sich mit viel zu hohem Puls und hochrotem Kopf im anaeroben Bereich. Ohne übrigens dabei größere Kalorien zu verbrennen. Wenn ich das Schauspiel früher immer gesehen habe, dachte ich immer nur, hoffentlich fällt da niemand tot vom Fahrrad.

2.2 Kann man sein funktionelles Alter um bis zu 30 Jahre verjüngen?

Durch Studien konnte ermittelt werden, dass Menschen, die viele Jahre vorrangig Krafttraining ausgeführt haben, sich funktionell um 30 Jahre verjüngen konnten *(2.2)*.

Nun hilft Ihnen diese Informationen nicht wirklich weiter, da ja nicht alle bereits Jahrzehnte trainieren, aber aufgepasst: **In mehreren Studien wurde festgestellt, dass ein gesunder 65-jähriger Mensch, der jetzt erst mit Krafttraining beginnt, nach nur einigen Monaten regelmäßigem Training, die Muskulatur eines untrainierten 30-Jährigen vorweist. *(2.3)*. Interessant, oder? Also beginnen Sie jetzt!**

2.3 Zu leichte Gewichte, zu schnelle Bewegung und uneffektives Training.

Es gibt Schnellkrafttraining, Kraftausdauertraining, Maximaltraining, verschiedene Ausdauertrainings, Hochintensivtraining und noch einiges mehr. Kraftausdauertraining wird auch oft ein Krafttraining, wie z. B. an Maschinen, mit sehr vielen Wiederholungen, bezeichnet. Diese Annahme ist aber nicht ganz richtig. Kraftausdauertraining ist eher u.a. beim Radfahren mit Steigerungen gegeben. Beim Kraft-Widerstands-Training verkürzt der Muskel und kontrahiert. Wir haben drei Bewegungsformen. Wenn bspw. bei einem Bizepstraining das Gewicht nach unten gelassen wird, ist es eine exzentrische Bewegung, beim Heben, bzw. Beugen des Arms ist es eine koexzentrische Bewegung. Wenn wir das Gewicht halten, ist es eine isometrische Phase. Wie sieht oft die Praxis aus? Viele bewegen das Gewicht viel zu schnell, unter großer Anstrengung, nach oben und lassen es noch schneller wieder sinken. Fakt ist aber, dass beim Absenken (exzentrisch) des Gewichts tendenziell größere Wachstumsimpulse freigesetzt werden als beim Heben.

Entscheidend ist auch hier eine langsame Bewegung. Beim statischen Training, also beim Gewichthalten passiert Ähnliches. Ich kann mich erinnern, dass ich früher, als man auf Reisen noch Koffer getragen hat, als trainierter Mensch, davon Muskelkater im Trapezius-Muskel bekommen habe.

Wir schauen uns nun vorrangig das Fitness- und Fettverbrennungs-training, in modifizierte Anlehnung an einem HIT-Training (Hochintensitätstraining) und dem daraus resultierenden Muskel- und Fettabbau einmal, in der Beschreibung, verkürzt, an. Wie bereits erwähnt, wird gerade beim Training mit Gewichten oder

Widerständen, die Bewegung viel zu schnell ausgeführt. Ein modernes Fitnesstraining ist heute teilweise auch ein modifiziertes sogenanntes funktionelles Training, primär als Bodyweight-Training ausgeführt. Wobei Training an Maschinen, mit Hanteln, nur mit dem eigenen Körpergewicht, oder auch funktionelles Training, jedes für sich, effektiv und gut ist. Der Erfolg eines Krafttrainings ist stark abhängig von Ihrer Genetik, sauberen und langsamen Ausführungen und Ihrer Bereitschaft, den Muskel zu ermüden und zu fordern. Nur dadurch lösen Sie Anpassungs- und Überforderungsvorgänge aus, die Sie muskulöser und stärker machen. Beim Muskelaufbau müssen so viele Muskelfasern wie möglich aktiviert werden. Für maximale Effekte muss die Typ-Muskelfaser 2 aktiviert werden, dieses geschieht ausschließlich durch Rekrutierung und Ermüdung, d.h. bei maximaler Anstrengung.

Achtung, dieses passiert übrigens nicht nur durch Bewegung von schweren Gewichten oder Widerständen, sondern Sie können dieses auch mit leichten Gewichten erreichen und zwar durch Halten, gleich isometrischem Training und sehr langsamen Abläufen. Dies ist besonders zu empfehlen, wenn man z. B. Probleme mit den Gelenken oder andere Einschränkungen hat, oder schwere Gewichte nicht zur Verfügung stehen.

Zum Thema Krafttraining und Genetik hört man immer wieder von Frauen: „Ich will ja keine dicken Muskelberge bekommen." Sie können diesbezüglich ganz beruhigt sein, dieses wird durch ein ganzheitliches Kraft-/Fitnesstraining mehr als selten passieren. Auch wenn es den einen oder anderen frustriert, erhebliches Muskelwachstum ist zu ca. 50 - 70 % genetisch bedingt *(2.4)*, was aber definitiv nicht heißt, dass, wenn man genetisch nicht diesbezüglich disponiert ist, man keine Muskulatur aufbauen kann. Zurückkommend zum funktionellen Training, dabei geht man davon aus, dass eine stabile Rumpfmuskulatur für ein effektives Ganzkörpertraining entscheidend ist. Die Muskelgruppen werden nicht nur isoliert trainiert, sondern auch die kleinen Muskeln und Muskelketten.

Somit geht es im Idealfall um Kraft, Muskelgewinnung, Stabilität, Mobilität und in der Regel auch um den Fettabbau. Muskelaufbau bezeichnet, wie erwähnt. eine Vergrößerung der Muskulatur, die durch Belastungen bei zielgerichtetem Training, wie z.B. beim Bodybuilding oder Bodyshaping oder durch andersartige, erhöhte physische Widerstände (Sport, Arbeit etc.) ausgelöst wird.

2.4 Das richtige Training – Die Kunst der Langsamkeit

Die Muskelfasern werden dicker und länger, durch Kontraktion durch Dehnung, d. h. ausschließlich durch Belastung und Überbelastung. Wenn ich nun zu leichte Gewichte bei einer Übung bspw. 15-mal bewege, setze ich kaum Faserreize. Der Ansatz des intramuskulären orientierten Fitnesstrainings liegt in der Intensität, ca. zwischen 80-95% der Maximalkraft. Das heißt, ich muss mit einem Widerstand trainieren, der ca. 80 - 95 % der Maximalkraft bzw. der maximalen, sauberen und langsamen Bewegungsausführung erreicht. Vom Gefühl her dürften bei den einzelnen Sätzen, nach 8 - 10 Wiederholungen dann nur noch maximal 1.2 Wiederholungen bis zum Muskelversagen möglich sein. Am effektivsten ist natürlich, wenn nach jedem Satz ein komplettes Muskel-/Bewegungs-Versagen eintritt.

Um effektiver zu trainieren, kann man im zweiten und dritten Satz die Übung erschweren und die Belastung erhöhen, indem Sie die Gewichte erhöhen, oder besser, indem wir noch langsamere Bewegungsausführungen machen. Bei diesem modifizierten Hochintensivtraining reicht dann ggf. auch eine Übung pro Muskelgruppe. **Pro Übung sollte, unabhängig der Sätze und Wiederholungen, die Spannungs- und Dehnungszeit, d. h. die Bewegungsausführungen, 100 - 120 Sekunden betragen *(2.5)*.**

In der Praxis heißt dieses, bspw. bei einer Rücken-Ruderübung an der Maschine oder mit einem Tube, entweder:

Extrem langsam:

8 Sek., ziehen, 5 Sek. halten, 8 Sek. zurück, 5 Sek. in Streckung x 4 Wiederholungen = 104 Sek.

In diesem Fall reicht, wenn Sie absolut keine fünfte Wiederholung mehr hinbekommen, eine Übung. Wenn Sie noch Kraft und Zeit haben, dann nicht mehrere Sätze, sondern lieber für die Muskelgruppe eine andere oder modifizierte Übung.

Nur eine Ausführung:

Sie können, um ähnliche Trainingserfolge zu erreichen, auch nur eine Wiederholung in 100 Sek. ausführen (isometrisch), der Faserreiz ist fast der gleiche.

Empfehlung:

6 Sek., ziehen, 3 Sek. halten, 6 Sek. zurück, x 7 - 8 Wiederholungen = 105 - 120 Sek.

Nochmals zusammengefasst und auch für die ambitionierten Sportler, Hypertrophie (Muskelvergrößerung bzw. Verdickung) entsteht vorrangig durch den (An)Spannungs-und Dehnungszeitraum der Muskulatur bei der Übung.

Dieser liegt lt. Sportwissenschaft bei ca. 15 - 20 Sekunden, pro ausführende Bewegung, oder 100 - 120 Sekunden der Übungsform bzw. Satz. Dieser Bewegungsablauf ist allen anderen Trainingsformen überlegen, aber eben auch sehr anstrengend.

Wenn man nun mit zu schweren Gewichten/Widerständen arbeitet und auch noch Schwung holt, erreicht man pro Satz nur ca. 10 - 15 Sek. bei ca. 8 Wiederholungen. Um auf die 100 - 120 Sekunden zu kommen, müsste man dementsprechend 8 Sätze, in der Regel in zwei bis drei Übungen ausführen. Es ist offensichtlich, dass langsame Ausführungen nicht nur zielführender, sondern auch zeitsparender sind.

Wichtig zu betonen ist nochmals, wenn Sie 3 Übungen mit 3 Sätzen à 8 - 12 Wiederholungen machen, so, wie im Fitnesscenter üblich und dieses nicht mit 80-95% Ihrer Maximalkraft, dann können Sie 20 Jahre trainieren und es wird nicht viel in Sachen Muskelwachstum und Bodyforming passieren.

Sie müssen bei jedem Satz bis zum Muskelversagen trainieren! Natürlich ist auch ein Training mit leichteren Gewichten und vielen Ausführungen gesundheitsförderlich, gerade bei altersbedingten oder anderen Bewegungseinschränkungen, oder bei zu hohem Blutdruck. Sind Sie weitgehend gesund, können und müssen Sie härter trainieren, auch wenn es anstrengend ist.

Ich möchte auch nochmals betonen, dass dieses nicht nur für *Bodyforming- und Fatburnertraining* wichtig ist, sondern insbesondere für ambitioniertes Fitnesstraining, Bodybuilding und Krafttraining.

Als Training zu Hause empfehle ich Ihnen *Tubes*, das sind Widerstandsbänder, die es in 4 - 5 unterschiedlichen Stärken gibt, mit denen Sie, exakt wie beschrieben, effektiv trainieren können. Selbst Kraftsportler können mit den stärksten *Tubes* fast vollwertig trainieren. Übungen finden Sie auf den nächsten Seiten und in dem Trainingsvideo. Trainingstubes gibt es in unterschiedlichen Stärken.

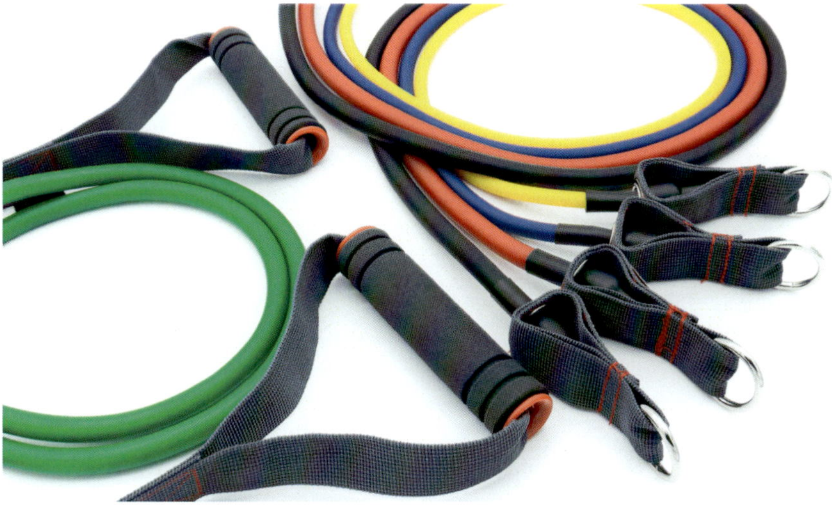

Abb. 1.7, Quelle: iStock

Wie später nochmals erläutert, spielt der Puls bei einem Training, bei dem neben der gesunden Bewegung, auch ein Körpergewichts- und Fettabbau beabsichtigt wird, eine große Rolle.

Der ideale Puls zur Fettverbrennung liegt, je nach Ruhepuls und Trainingszustand, bei ca. 120 - 140 Pulsschlägen pro Minute.

100 Pulsschläge sind aber ein Minimum. Wenn Sie keine Zeit, oder die körperlichen Voraussetzungen für ein separates Ausdauertraining haben, macht das nichts. Laufen Sie zwischen Ihren Fitnessübungen auf der Stelle, man kann dieses mit kurzen intensiven Steigerungen optimieren. Wie dieses funktioniert sehen Sie im Video.

2.5 Welches Training ist nun für Sie das richtige?

Wenn Sie einigermaßen fit sind und nicht zu übergewichtig, oder mit anderen Handicaps konfrontiert, dann ist natürlich eine Mitgliedschaft in einem Fitnessstudio ideal. Dieses soll aber nicht heißen, dass, wenn Sie zu diesen beiden Gruppen gehören, eine Mitgliedschaft nicht sinnvoll wäre. Dabei ist zu beachten, dass es bei vorhandenen größeren körperlichen Einschränkungen ein gesundheitsorientiertes Studio sein sollte, idealerweise mit Kursangeboten auch im Wasser.

Des Weiteren muss einem klar sein, dass Fatburning & Bodyforming, ca. 70 % Ernährung und 30 % Sport & Bewegung ist. Wenn Sie abnehmen möchten, ist jede Bewegung und Sport sehr wichtig. Ihre Ziele erreichen Sie aber nur, wenn Sie Ihre Ernährung umstellen. Welches Angebot im Fitnesscenter ist nun das ideale für mich? Um Körperfett zu reduzieren, Muskeln aufzubauen, um den Körper zu straffen, ist eine Kombination aus Kraft- und Kardiotraining ideal. So wie es Ihre Zeit erlaubt und individuell nach Ihrem Fitnesslevel, wären ideal 3 x die Woche ein ca. 50-minütiges Ganzkörpertraining, nach den Maßgaben, langsamer und intensiver Bewegungsausführungen. Anschließend folgt ein Ausdauertraining über 30 Minuten, auf dem Fahrrad oder Stepper. Wichtig ist, bei einem Puls idealerweise zwischen 120 - 140/Minute, später dazu mehr. Sollte es Ihre Zeit erlauben, je nach Wetter, Lust und Voraussetzungen, zweimal die Woche draußen ca. 15.000 Schritte schnell wandern, oder 60 Min. Fahrradfahren.

Ideal wäre, wenn Sie noch einmal die Woche EMS-Training (elektrische Muskelstimulation) machen würden. EMS-Training ist überragend, aber nur für Menschen mit wenig Übergewicht geeignet. Warum? Weil sich das Prinzip der Stimulation auf der Kontraktion der Muskeln aufbaut. Diese bioelektrischen Impulse müssen aber den Muskel auch erreichen. Mehr als maximal zwei Mal die Woche bitte niemals EMS-Training, da die Beanspruchung sehr intensiv ist und auch den CK-Wert (Enzym Creatin-Kinase, Wert der Herz- und Skelettmuskulatur) kurzfristig erheblich erhöht.

Sollten Sie sehr übergewichtig sein, dann bieten sich zum Anfang Wasserkurse an und schnelles Gehen auf dem Laufband, aber auch ein Training zu Hause, welches ich mit den Fotos und dem Video vorstellen möchte.

Training zu Hause mit den Tubes (Fitnessbänder) eignet sich für absolut alle Fitnesslevel, außerhalb des Profisports. Menschen mit kleineren Einschränkungen und Anfänger sollten 4 Mal die Woche ein 30-minütiges Ganzkörpertraining absolvieren und wenn möglich 2 x die Woche ca. 10.000 Schritte stramm spazieren gehen. Relativ fitte Menschen, sollten 3 - 4 Mal die Woche ca. 40 Minuten zu Hause oder auch unterwegs im Hotelzimmer etc. den ganzen Körper trainieren und wie erwähnt, je nach Wetter, Lust und Voraussetzungen, zweimal die Woche draußen ca. 15.000 Schritte schnell wandern, oder 60 Min Fahrradfahren.

Sollten Sie wenig Zeit, durch Familie und/oder Beruf haben, dann empfehle ich Ihnen **täglich 20 Minuten.** 4 Mal die Woche intensives Training abwechselnd von 3 Muskelgruppen, à 2 Sätze: Rücken, Brust, Oberschenkel, Trizeps, Bizeps und jedes Mal Planks (Stützübung). An 3 Tagen pro Woche gehen Sie, wenn vorhanden, 20 Min. auf ein Rad, Stepper, oder Laufband, oder Sie machen im Stand Steigerungsläufe, idealerweise mit einer Pulsuhr. Sie laufen 2 Min. entspannt auf der Stelle, dann geben Sie, soweit wie möglich, 45 Sekunden Vollgas, um dann wieder 2 Min. in das entspannte Laufen zu kommen. Das Ganze fünf Mal langsam und vier Mal schnell, so kommen Sie auf ca. 12 Minuten. **Nun kommt das Entscheidende. JEDER aber auch wirklich JEDER bekommt es hin, 20 Min. am Tag für sich Zeit zu nehmen. Also bitte keine Alibis, sondern starten.**

Eine Anmerkung noch zum Sport, zum Muskeltonus und zu Schmerzen. Faszienbehandlung und auch Massagen können kleine Wunder bewirken. Lassen Sie sich regelmäßig, so weit wie möglich, massieren. In unserer eigenen Akademie können Sie sich übrigens, in Tages- und Wochenseminaren, zum Wellness- oder Sportmasseur*in, zum Burnout-Coach, oder Funktionellen-Trainer ausbilden lassen. Für Fitnesstrainer*innen ein großer Benefit für die Klienten, aber auch seine Liebsten von Verspannungen zu befreien, ist ein sehr großer Vorteil, wenn man massieren kann.

Infos unter *www.wellness-akademie.de*

2.6 Training in Bildern

Nachfolgend einige Fotos von Übungen für ein 30-minütiges Ganzkörpertraining, was im Video noch besser erkennbar wird.

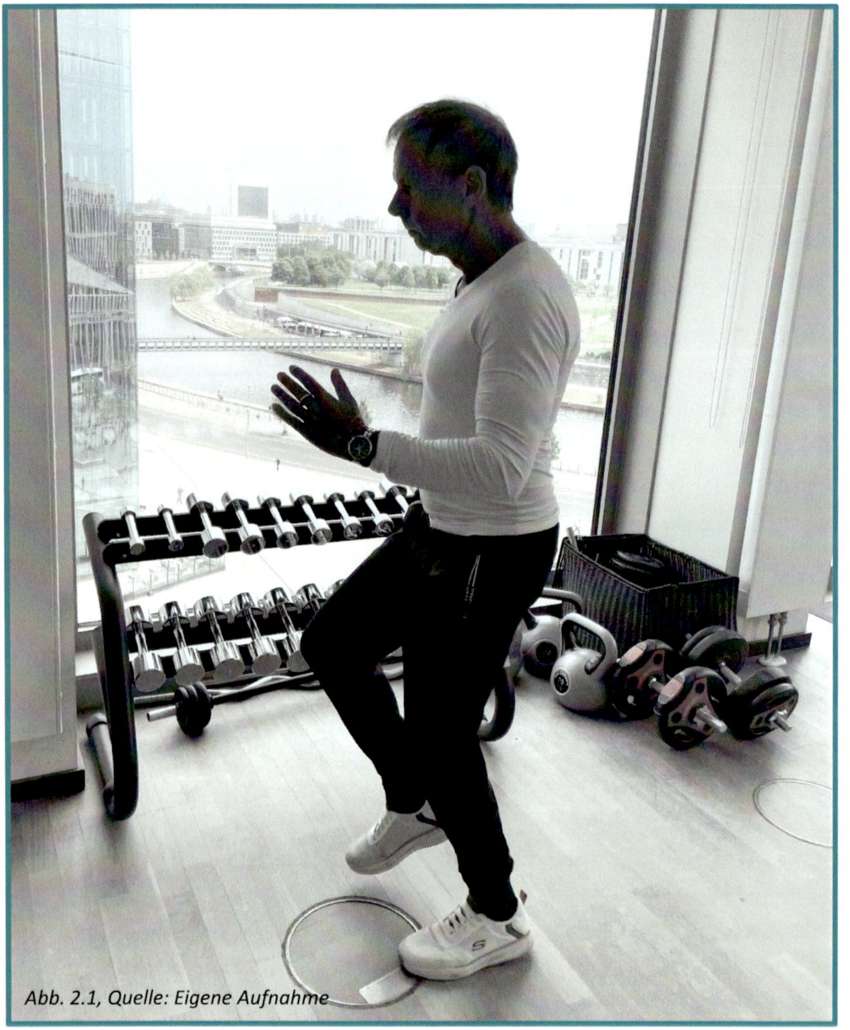
Abb. 2.1, Quelle: Eigene Aufnahme

Laufen auf der Stelle

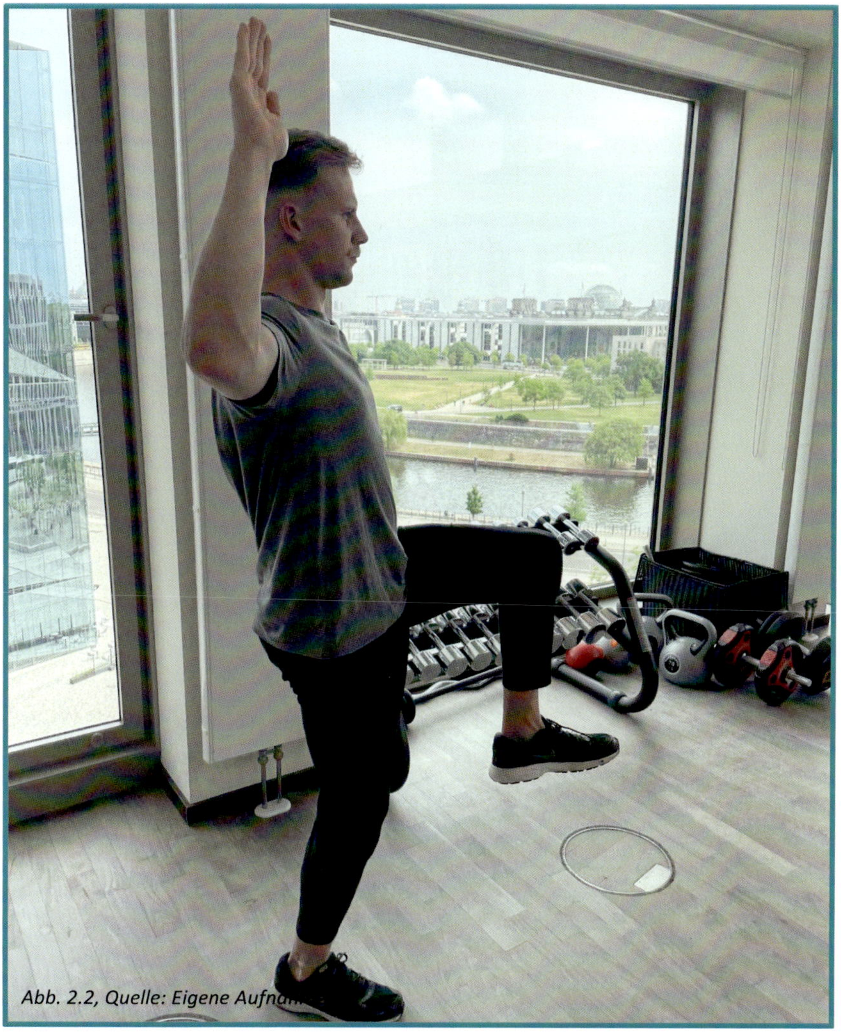

Abb. 2.2, Quelle: Eigene Aufn

Gleichgewichtübung, Stehen auf einem Bein, das eine unter Körperspannung langsam heben und senken, nach einigen Sekunden, soweit wie möglich, die Augen schließen und weitermachen.

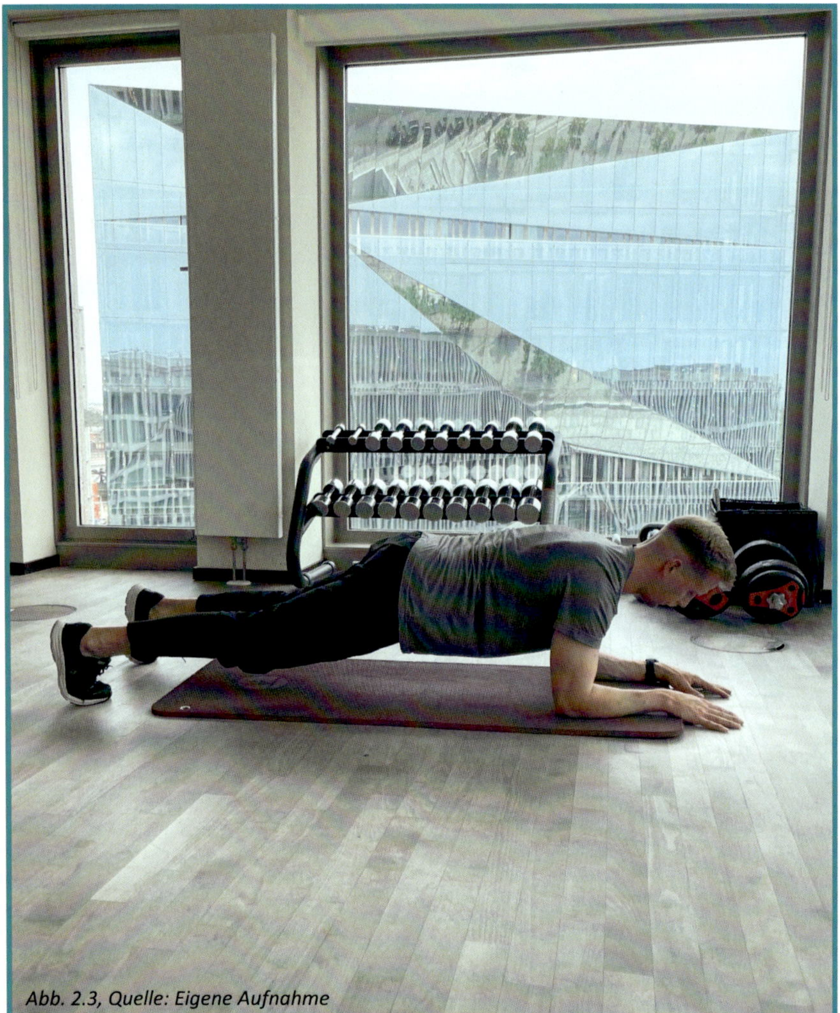

Abb. 2.3, Quelle: Eigene Aufnahme

(Planks)Unterarmstütz-Körperspannung halten (30-60 Sek.)

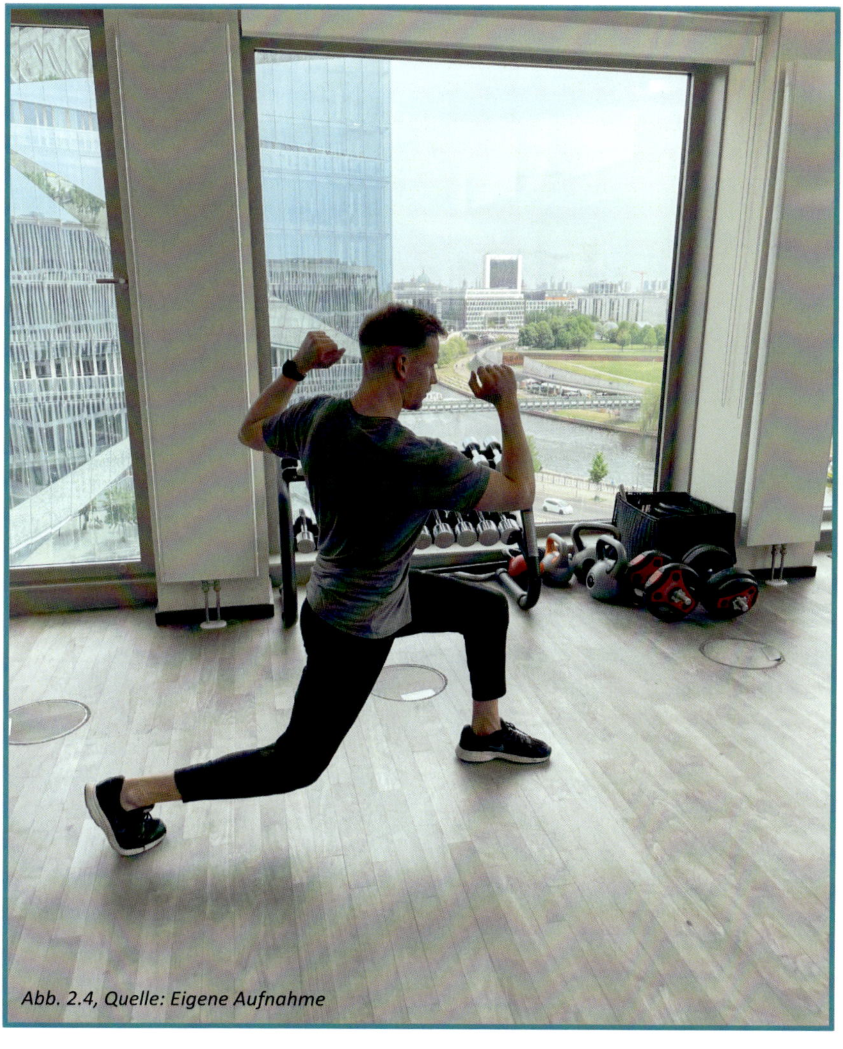
Abb. 2.4, Quelle: Eigene Aufnahme

Ausfallschritte mit eindrehen

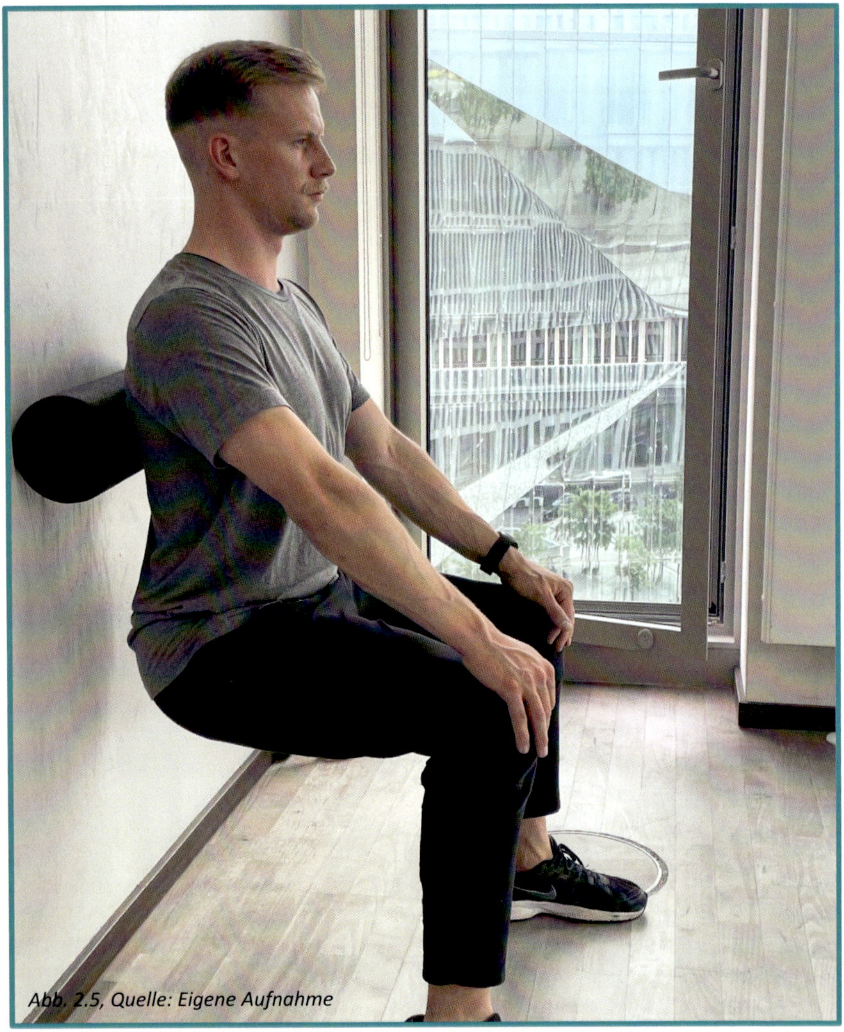
Abb. 2.5, Quelle: Eigene Aufnahme

Kniebeugen ganz langsam

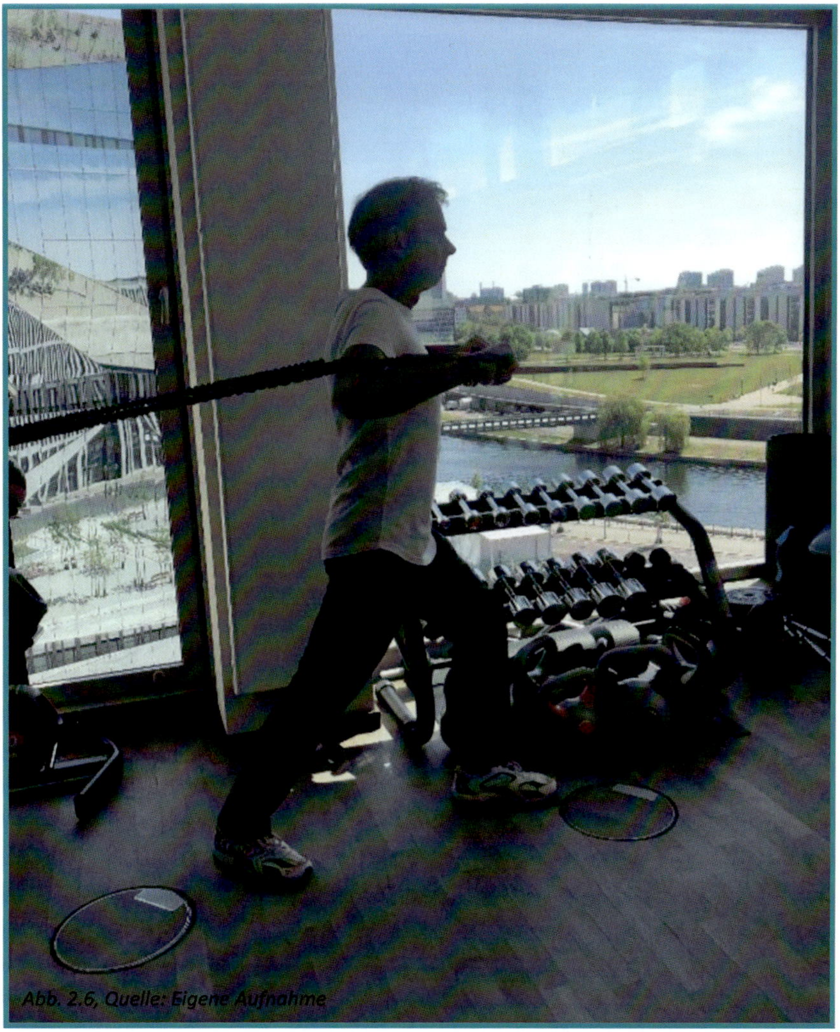

Abb. 2.6, Quelle: Eigene Aufnahme

Brusttraining, im Ausfallschritt, langsame Bewegungen nach vorne, Ellbogen im 90-Grad-Winkel

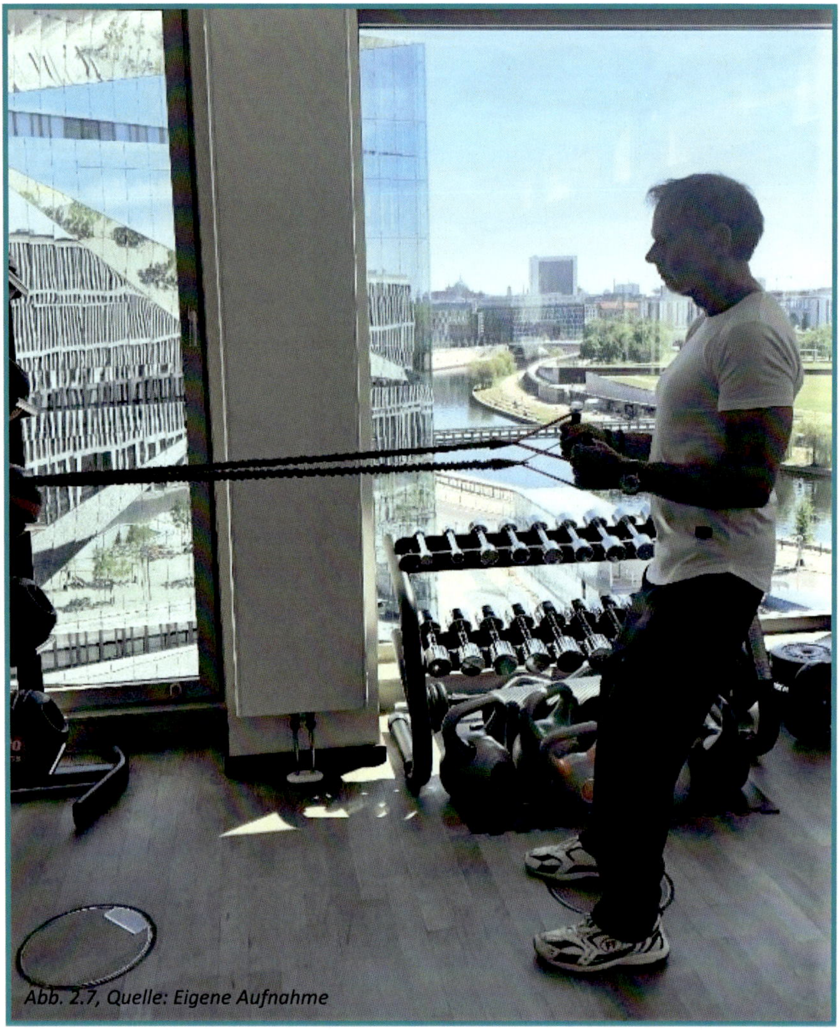

Abb. 2.7, Quelle: Eigene Aufnahme

Rückentraining rudern, stabil in Spannung stehen, Ellbogen am Körper, Arme langsam nach hinten ziehen.

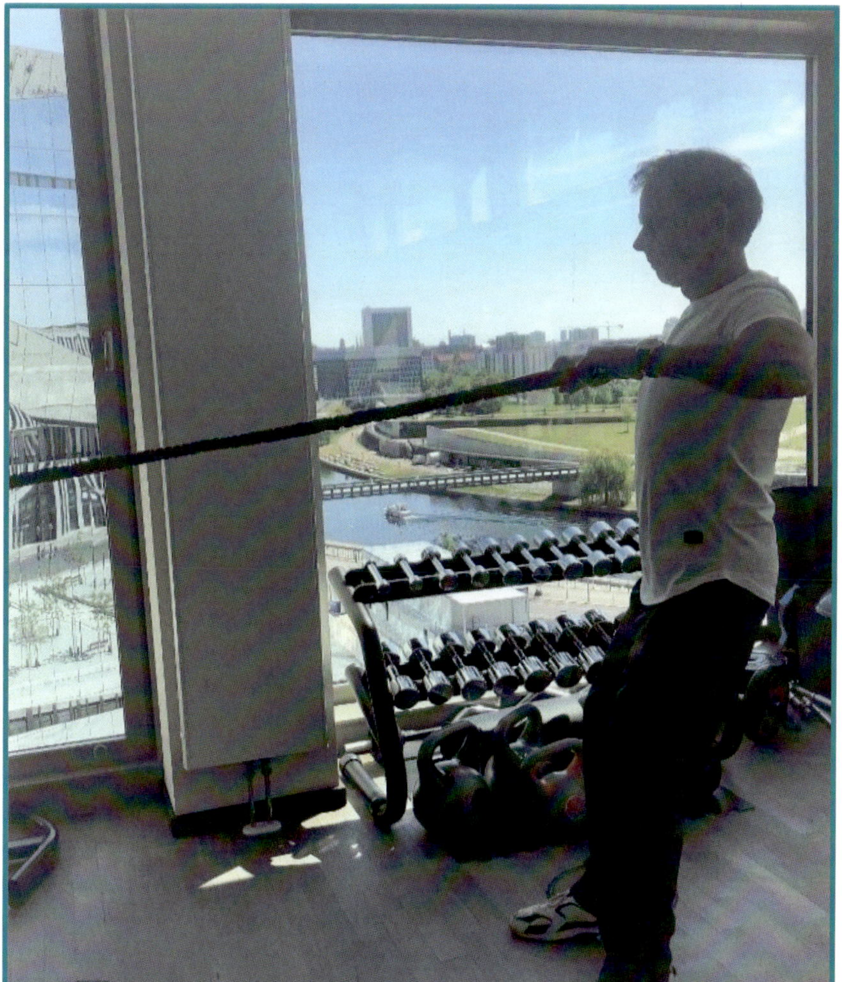

Abb. 2.8, Quelle: Eigene Aufnahme

Rücken-Trapezius, Arme im 90-Grad-Winkel langsam nach hinten ziehen. Keine Übung bei Neigung zu Spannungskopfschmerzen.

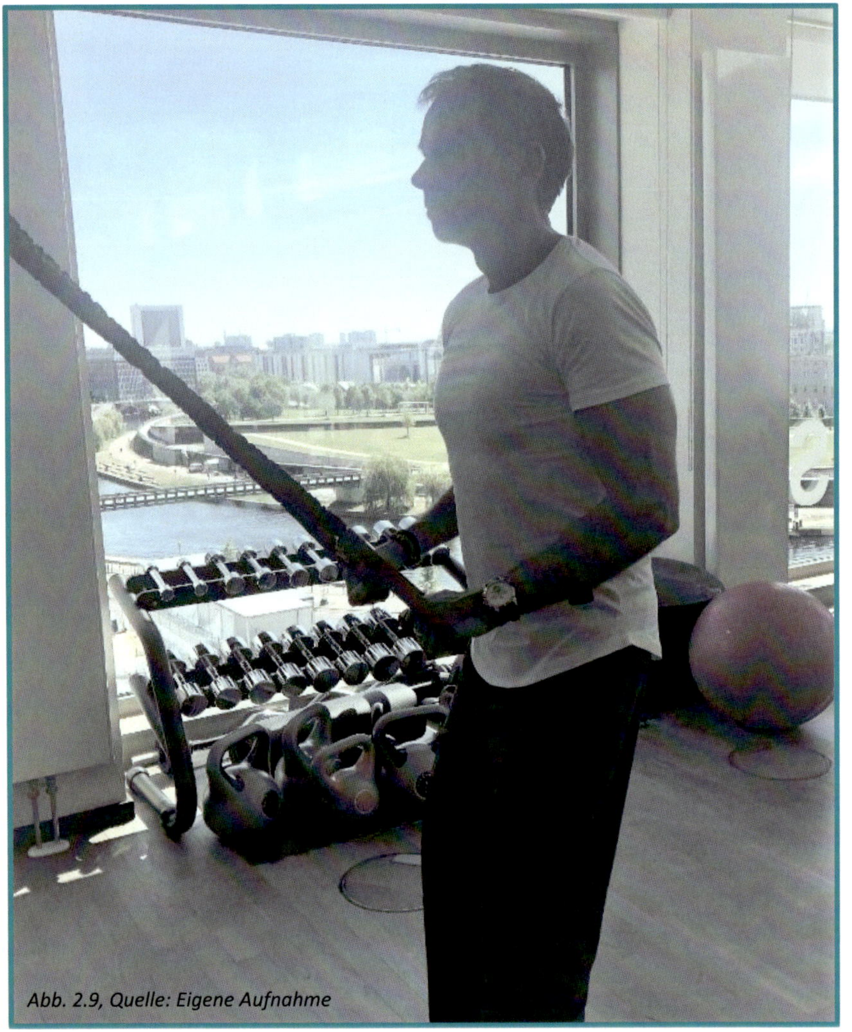

Abb. 2.9, Quelle: Eigene Aufnahme

Oberarm-Trizeps. Ellenbogen 90-Grad-Winkel am Körper lassen und nur aus dem Ellenbogengelenk die Arme nach hinten ziehen.

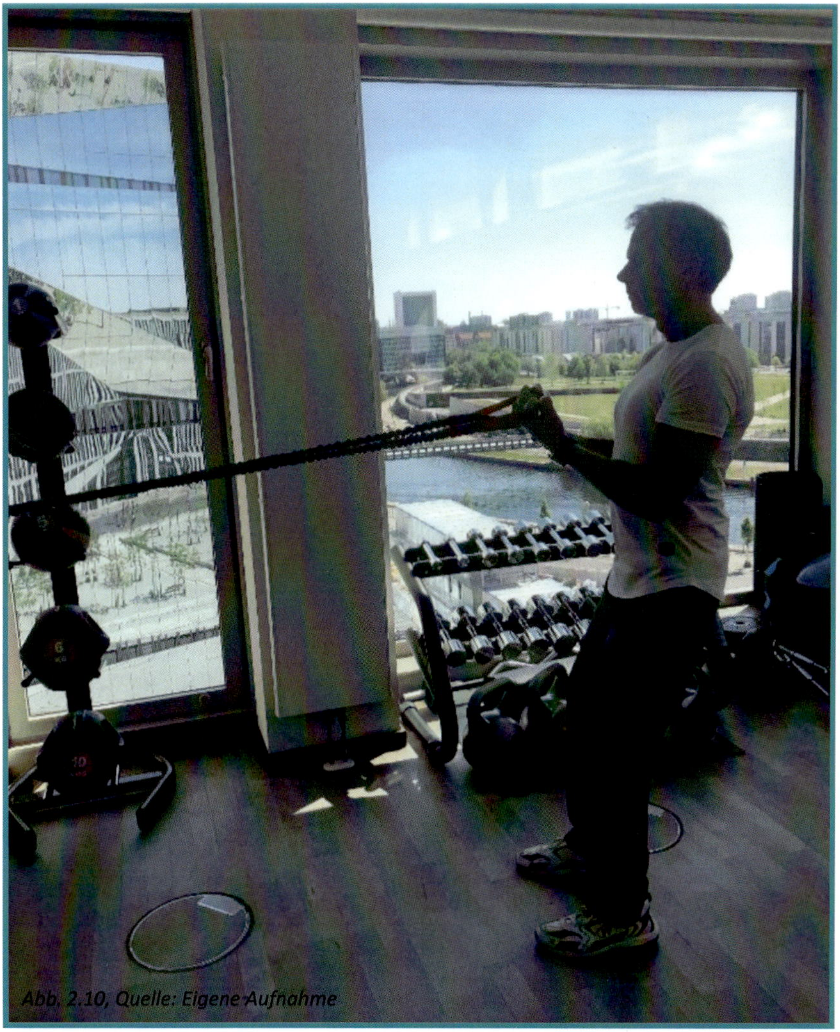

Abb. 2.10, Quelle: Eigene Aufnahme

Bizepstraining, Ellbogen am Körper lassen, Arme nicht ganz ausstrecken und nicht ganz anwinkeln, Muskeln immer auf Spannung halten.

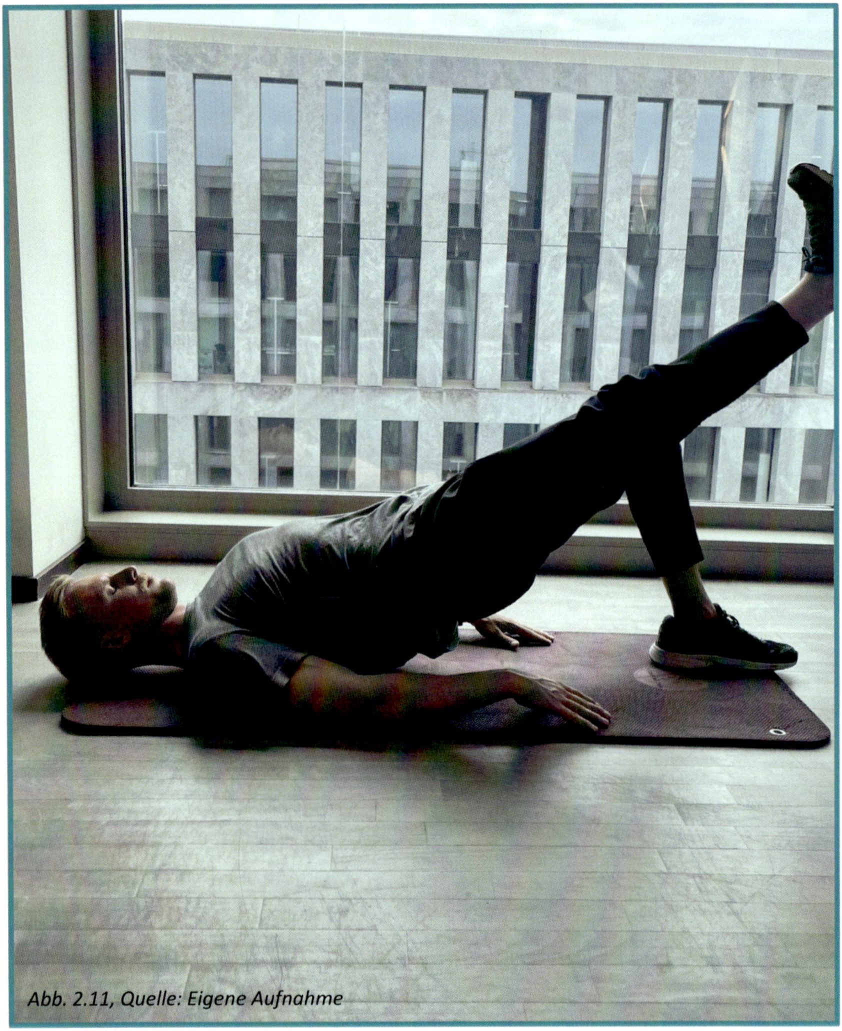

Abb. 2.11, Quelle: Eigene Aufnahme

Beckenheben, Entspannung und Training der Hüftmuskulatur

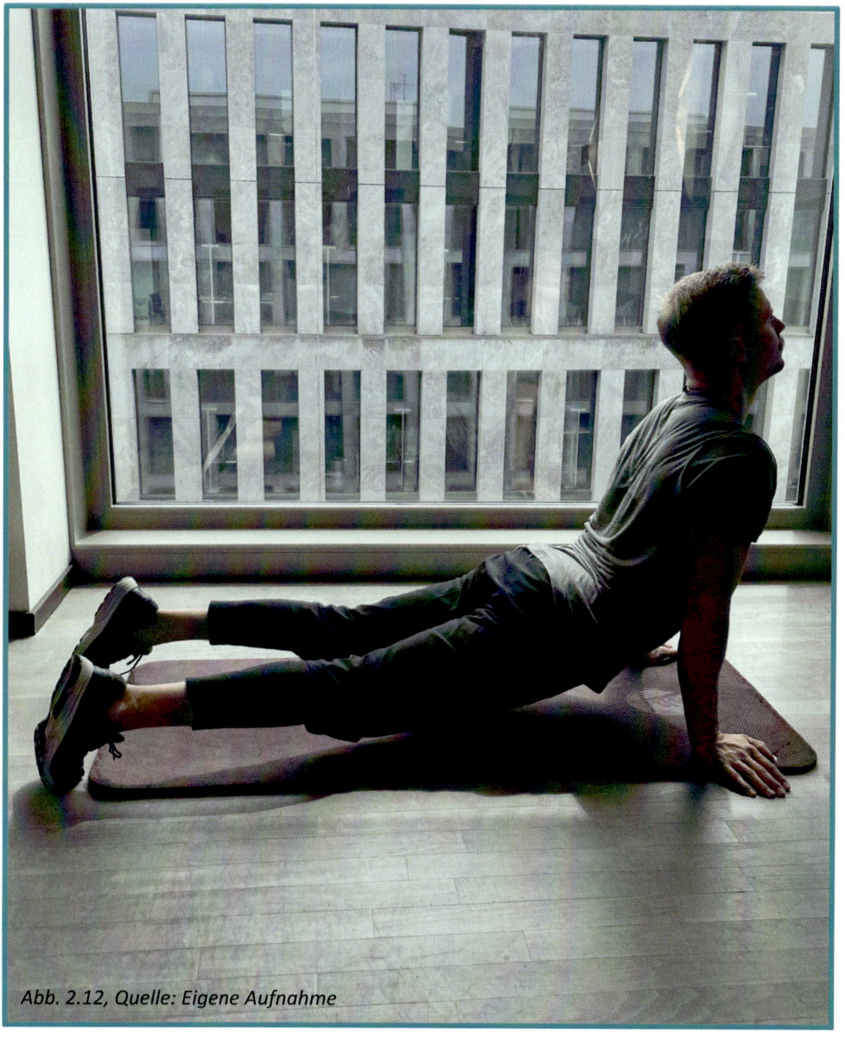

Abb. 2.12, Quelle: Eigene Aufnahme

(Cobra) Training der Mitte und Hüftmuskulatur

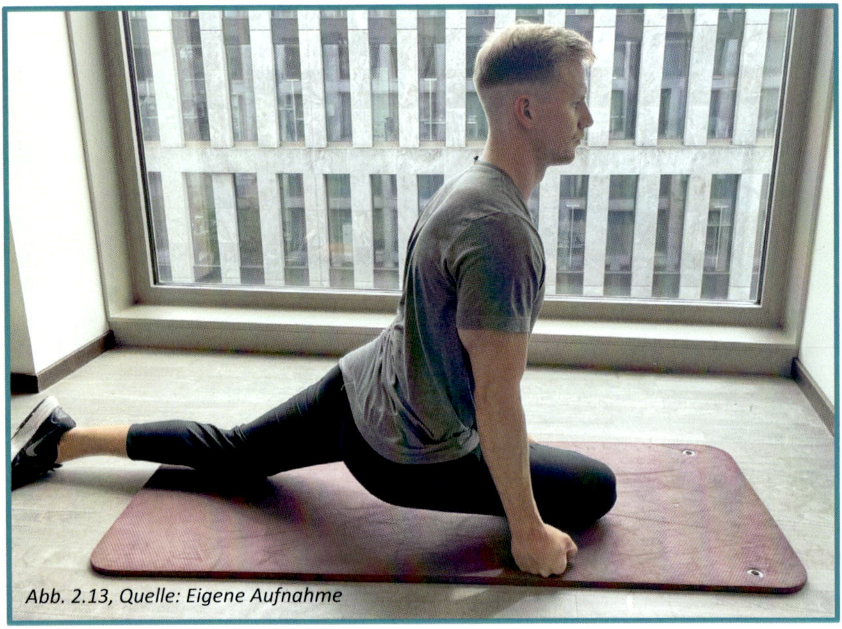

Abb. 2.13, Quelle: Eigene Aufnahme

Dehnung Hüftbeuger und u. a. Piriformis

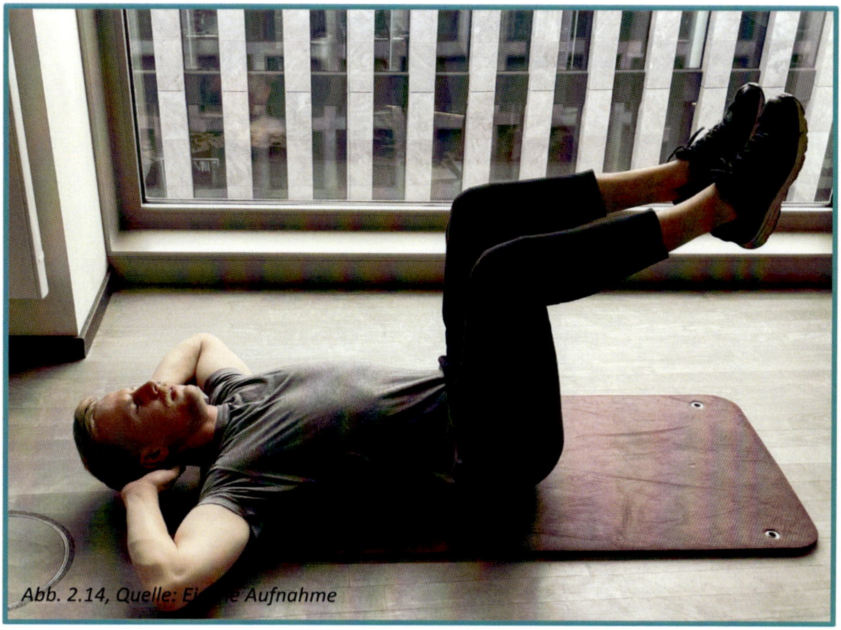

Abb. 2.14, Quelle: Eigene Aufnahme

Bauch Sit Ups
Nur kurze Bewegungen, Unterrücken auf dem Boden lassen.

Kurzes Video über das effektive 100 - 120 Sek. Trainingsprinzip:

Die vier häufigsten Fehler beim Fitnesstraining

- Zu viele Wiederholungen, zu geringe Gewichte,
- zu viel Schwung und zu schwere Gewichte,
- zu wenig Langsamkeit in den Ausführungen.
- Beim Fatburner-Training, Verzicht von Kalorienaufnahme (Insulinausschüttung) 2 - 3 Std. vor der Trainingseinheit

2.7 Der richtige Puls, der Fettstoffwechsel und Insulin

Einer der häufigsten Fehler, besonders wenn man abnehmen möchte, ist, dass mit einem viel zu hohen Plus trainiert wird. Um den Fettstoffwechsel zu verstehen, muss man wissen, dass, nachfolgend vereinfacht ausgedrückt, in der sogenannten Fettschwelle, Fett im Sauerstoffüberschuss verstärkt zur Energiegewinnung genutzt wird. ATP ist der Brennstoff für die Muskeln und die Energiegewinnung erfolgt durch die beiden Quellen Zucker und Fett. Der aerobe Bereich ist der Sauerstoffüberschussbereich. Er liegt je nach Ruhepuls und Trainingszustand bei ca. 120 - 140 Plusschlägen pro Minute. Mit einer Pulsuhr, oder einer der vielen Apps, lässt sich beim Ausdauer- oder Fatburnertraining der Puls leicht kontrollieren.

Natürlich geht es mit einem Laktattest viel genauer, aber wir reden hier für ein Training ohne professionelle Hilfen. Im aeroben Bereich wird Zucker und Fett verbrannt. Im anaeroben Bereich fast nur noch Zucker. Ohne Bewegung, also bei sitzenden Tätigkeiten holen wir unsere Energie ebenfalls vorrangig aus unserem Zuckerstoffwechsel, der leider oft mit ungesunden Kohlenhydraten aus Einfachzucker gespeist wird. Was heißt das, wenn ich mich nun bewege oder Sport mache, auch um abzunehmen und um Fett zu verbrennen. Ich sollte mich dementsprechend in einer Pulsfrequenz von mindesten 100 bis ca. 140 bewegen.
Dieses gelingt natürlich am einfachsten bei einem moderaten Ausdauertraining, wie Joggen, auf einem Stepper, aber je nach Ruhepuls oder Trainingszustand, durch schnelles Gehen und auch bei einem funktionellen Zirkeltraining zu Hause. Da ich zum besseren Verständnis den Fettstoffwechsel vereinfacht dargestellt habe, muss erwähnt

werden, dass beim Sport und bei der Verbrennung auch die Faktoren, Anzahl der langsamen Muskelfasern und die Anzahl der Mitochondrien (Kraftwerke der Zellen, die das ATP produzieren) eine Rolle spielen. Das ATP liefert den Muskeln quasi die Chemie, um Kraft zu produzieren. Wir können dieses an dieser Stelle aber vernachlässigen und stellen fest, achten Sie auf Ihren Puls, laufen Sie langsamer, oder wenn zu niedrig holen Sie ihn immer wieder über 100 Schläge pro Minute.

Der richtige Puls beim Ausdauertraining ist entscheidend.

Aerobe Plusfrequenzzone nach Dr. Lagerström

Der aerobe Puls lässt vorrangig eine Fettverbrennung zu,
ca. 10 % unter Formelwert

Formel:
Ruhepuls + /220 - 3/4 - Alter-Ruhepuls =
richtiger Puls für die Fettverbrennung x Fitnessfaktor

Beispiel 30 Jahre, untrainiert, Ruhepuls 68:
68 + (220 - 22,5 - 68) x 0,6 = 68 + (129,5 x 0,6)

Trainingspuls Obergrenze ca. 145
Idealer Fettverbrennungspuls ca. 135

Fitnessfaktoren für Hobbysportler

- untrainiert = 0,6

etwas Fitness oder Bewegungstraining

- mäßig trainiert = 0,65

Hobbyläufer ca. 2 x die Woche

- Ausdauersport trainiert = 0,7

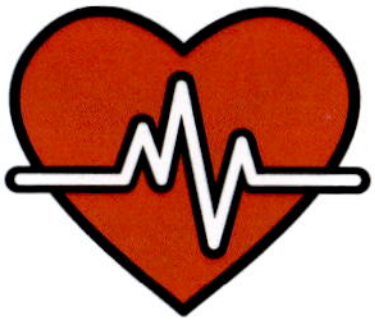

Insulin, oft der Hemmschuh für ein erfolgreiches Training.

Wie im nächsten Kapitel ausführlicher beschrieben, spielt der Zeitpunkt der Nahrungsaufnahme eine große Rolle. In Fitnesscentern kann man immer noch beobachten, dass die Trainierenden, vor dem Training einen Shake trinken oder eine Banane essen. Wenn Sie abnehmen wollen, sollten Sie 2 - 3 Std. vor dem Training nur noch Wasser, Tee oder Kaffee ungesüßt zu sich nehmen. Auch Süßstoff löst eine Insulinausschüttung aus. Gleiches gilt natürlich auch für ein Ausdauertraining, d. h. bitte immer auf nüchternen Magen. Warum das Ganze? Ganz einfach, weil Insulin den Abbau von Fettzellen hemmt. Wir sprechen hier vom Gesundheitstraining und *Bodyforming*. Ihre Kohlehydratspeicher und auch Eiweißspeicher sind voll genug, selbst mit leeren Magen ein härteres Training durchzuführen. Eine kurze Bemerkung zum Training und Supplementierung von Kohlehydraten (*Weight Gainer*), Eiweiß und Aminosäuren. Provokativ geschrieben, *Weight Gainer* machen fett und führen nicht zu größeren Muskeln. Eiweiß und Aminosäuren sind allerdings die Bausteine der Muskulatur und können nur selten durch eine ausgewogene Ernährung und gleichzeitigem Bodyforming und Fitnesstraining komplett zugeführt werden.
Insofern macht diesbezüglich eine Supplementierung Sinn, aber überschaubar mit max. einem Shake pro Tag, da je nach Trainingsintensität mehr als 1,6 bis 2 Gramm pro Körpergewicht, inkl. der normalen Nahrungsaufnahme, der Körper nicht verarbeiten kann.

Kapitel 3

Ernährungsumstellung ohne Diäten und ohne großen Verzicht gelingt, wenn man sich an ein paar Fakten und Regeln hält.

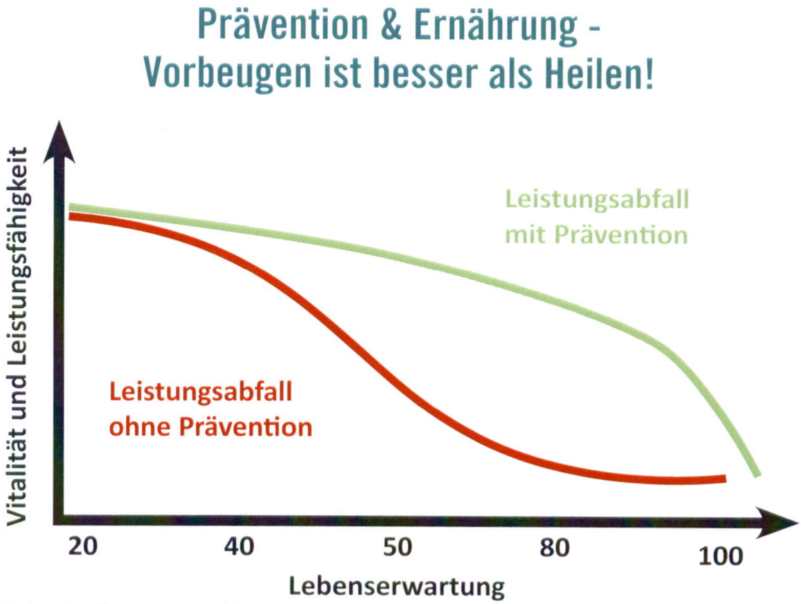

Abb. 3.1, Quelle: eigene Grafik

3.1 Wir essen zu oft, nicht immer zu viel

Heute ist es keine große Kunst mehr alt zu werden, die Kunst ist es, halbwegs gesund alt zu werden.

Der Alterungsprozess geht seinen Weg, dadurch dass unser Zellenstoffwechsel sich mit dem Alter verlangsamt, Zellen sich nicht erneuern und wir permanent auf Verschleiß fahren. Damit forcieren sich natürlich auch Krankheiten und insbesondere Alterskrankheiten. Es gibt große Sprünge in der Genforschung, der Epigenetik (Entwicklung der Lebensweisen und Lebenswesen) und der Biopharmazie. Es ist nur eine Frage der Zeit, bis die moralische und wissenschaftliche Grenze überschritten wird und vereinfacht formuliert, die Gene für ein längeres Leben manipuliert werden.

Meine Befürchtung ist, dass eine Lebensverlängerung in einigen Jahrzehnten ein Close Shop wird. Warum, weil solche Anti-Aging-Spritzen sicher dann eine Million Euro und mehr kosten werden.

Irgendwann wird der Mensch quasi unsterblich, außer natürlich durch Unfälle oder lebensgefährliche Lebensweisen. Sie glauben mir nicht oder halten meine These für verrückt? Die Forschung und Medizin hat sich in den letzten Jahrzehnten dermaßen beschleunigt, so dass es heute kaum noch Körperteile oder Organe gibt, welche nicht transplantiert werden können. Mittlerweile lebt bspw. ein Mensch mit einem transplantierten Schweineherz. Auch die COVID-Pandemie hat gezeigt, dass vor einigen Jahrzehnten wahrscheinlich nicht einige Millionen, sondern wahrscheinlich hunderte Millionen, ohne den Impfstoff, an dem Virus verstorben wären.

Nun stellt sich die Frage, ist es erstrebenswert, weit über 100 Jahre zu werden, mit all den Alterserscheinungen. Sicherlich nur, wenn man halbwegs fit und agil bleibt im Körper und Geist. Eine weitere Frage ist, wie erhöhe ich zumindest die Chance, Alterskrankheiten und Autoimmunkrankheiten zu minimieren. Wie schaffe ich es, meine Gelenke, zumindest bedingt, vor Arthrose zu bewahren? Wie schaffe ich es, meine Organe, wie die Bauspeicheldrüse, mein Magen- und Darmsystem, meine Lunge und mein Herz, Leber und Niere zu schützen? EINDEUTIG, durch einen gesunden Lebensstil und eine gesunde Ernährung.

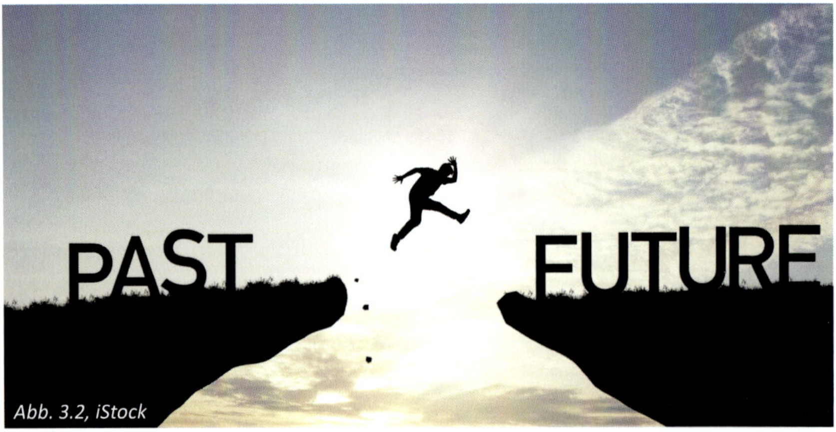

Abb. 3.2, iStock

Mir ist wichtig zu betonen, dass eine noch so gesunde Lebens-und Ernährungsweise uns nicht davor bewahrt, dass eine Zellteilung nicht perfekt funktioniert und sich irgendwann eine Zelle verändert und für eine genetische Mutation für Krebs oder andere Krankheiten verantwortlich ist. Fakt ist aber, dass viele Krankheiten sich mit einer gesunden Ernährung und Lebensweise verhindern lassen.

Beschäftigen wir uns mit der Möglichkeit einer gesunden Ernährung und der Chance, nachhaltig Körpergewicht zu verlieren oder zu halten. Wie bereits erwähnt, fahren wir unseren Körper zu sehr auf Verschleiß. Wenn wir uns zu wenig oder falsch bewegen, spüren wir irgendwann die Arthroseschmerzen in der Hüfte oder auch im Knie. Die Schmerzen und der Leidensdruck werden so groß, dass man sich ein Implantat einsetzen lässt. Durch ausreichende Bewegung, Sport und Dehnungen ließe sich dieses weitgehend vermeiden oder zumindest hinauszögern. Wenn bspw. das Knie verschlissen ist, spüren wir massive Schmerzen. **Das Fatale ist aber, dass unsere Organe, bei zu viel oder quasi unsachgemäßer Anwendung, ebenso verschleißen, aber häufig erst schmerzen, wenn diese massiv beschädigt sind.**

Es geht bei dieser Überlastung einmal über schädliche Inhaltsstoffe in der Ernährung, wie u.a. zu viel Zucker, Fett und Fleisch. Eine weitere Tatsache ist die Überlastung durch zu häufige Anwendung. Daraus resultiert, wir essen häufig nicht nur das Falsche und zu viel, sondern eindeutig zu oft.

Die beiden nachfolgenden Fotos zeigen zur Verdeutlichung, zwei Motoren, gleiches Baujahr, also gleich alt, der eine Motor hat eine Laufleistung von 80.000 km, der andere von 160.000 km. Welcher Motor geht in der Regel zuerst kaputt?

Liebe Leser*innen, bei Ihren Organen und primär Ihren Verdauungsorganen, verhält es sich ähnlich. Sie spüren den Verschleiß meist erst bei einem lebensverändernden Defekt.

Ein Motor mit weniger Laufleistung hält in der Regel länger als ein Motor mit hoher Laufleistung!

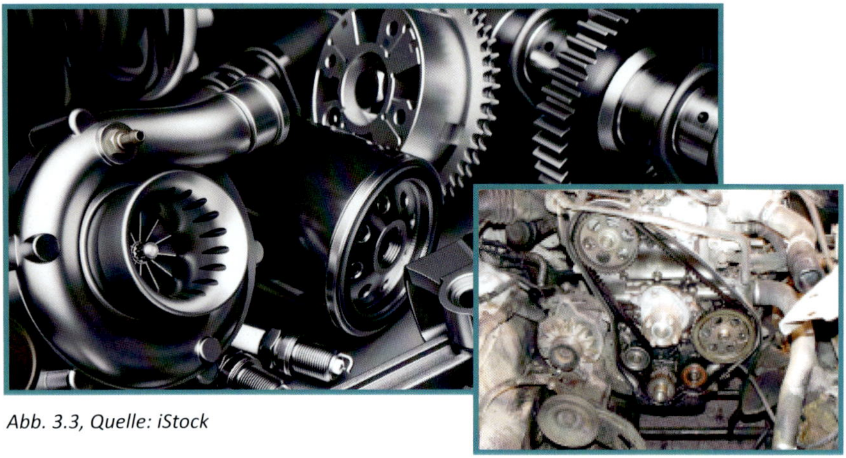

Abb. 3.3, Quelle: iStock

3.2 Selbstmord auf Raten

Unser Essverhalten wird überwiegend unbewusst gesteuert, durch Gewohnheiten, Emotionen und Geselligkeit. Bereits als Baby erfahren wir durch das Stillen ein Wohlgefühl und wir werden nicht selten durch die Muttermilch auf einen süßen Geschmack programmiert. Verstehen Sie mich nicht falsch, Stillen ist gut und wichtig, aber gerade Fructose, zu viel durch die Mutter zu sich genommen, kann den Stoffwechsel des Kindes nachhaltig beeinflussen. Lecker essen gehen ist ein soziales Ereignis und das gemeinsame und bewusste Essen mit der Familie verbindet und wird leider zu oft vernachlässigt.

Wir werden von Kind an auf Belohnung programmiert, insofern belohnen wir uns oft mit Süßem, Essen oder einem (oder mehrere) Glas Wein. Nahrungsaufnahme ist zu einem Lustprinzip geworden. Ob massiv rauchen, gewohnheitsmäßiges Alkoholtrinken, oder eben auch ständig etwas Süßes essen, das ist toxisch und macht uns süchtig und auf die Dauer krank. Fatal sind die Gewohnheiten beim Zuckerkonsum, beim Tanken noch einen süßen Riegel zu kaufen, oder automatisch am Abend zum TV schauen die Chips oder die

Schokolade bereitstellen. Bitte einfach mal nichts mehr von diesen leckeren Gaumen-und Seelentröstern einkaufen, durchhalten und nach einigen Wochen haben Sie sich an diesen Verzicht gewöhnt.

Fertignahrung und süße Softdrinks erhöhen nochmals die Aufnahme an Zucker und ungesunden Fetten. Permanente Werbung steuert unser Unterbewusstsein und es ist mir seit Jahrzehnten ein Rätsel, bei all unserer Überregulierung, dass nach wie vor unseriös mit falschen Versprechen geworben wird. Ein bekannter Schokoriegel wirbt seit Jahrzehnten mit viel Milch und wenig Kakao und suggeriert ein gesundes Lebensmittel. Abgesehen davon, wäre Kakao noch durchaus der gesündere Bestandteil.

Oder denken Sie an die Kindermilchschnitte. Das Verhältnis der Werbung, ob Print, TV, Internet und insbesondere am *Point of Sale* (Supermarkt etc.) für Lebensmittel mit hohem Zucker und Fettgehalt, gegenüber Obst und Gemüse, Vollkorn und Hülsenfrüchte, steht in einem krassen Missverhältnis.

Wir sind somit durch unsere Erziehung, Sozialisierung, Umfeld und massive Manipulation grundsätzlich wenig schuld an manchem Kauf- und Essverhalten. Ohne hier groß politisch zu werden, die Tabakwerbung hat uns in den 70ern und 80ern, mit Werbung und Aussagen „zur großen Freiheit“ etc. verleitet. Aber eben auch mit großer Lobbyarbeit gegenüber den politischen Entscheidern. Heute wird man als Raucher in manchen Ländern quasi kriminalisiert. Die Lebensmittel- und auch die Landwirtschaftsindustrie dagegen manipuliert weiterhin, ohne dass der Gesetzgeber maßgeblich eingreift.

Wie verändert man das Ess- und Kaufverhalten durch Wissen? Ich weiß, dass es sich bösartig anhört, wenn man sagt oder schreibt, dicke Eltern haben zumeist dicke Kinder. Es ist völlig normal, da mache ich den Eltern auch keinen Vorwurf. Die Kinder essen das, was sie gewöhnt sind. Wie kommt man nun aus diesem gesellschaftlichen Kreislauf heraus. Einerseits, dass endlich die Industrie und der Handel reglementiert werden und durch Veränderungen in unserem Schulsystem.

Bereits im Kindergarten und in der Schule muss es ein Pflichtfach Gesundheitskunde geben. In diesem Fach darf es natürlich nicht nur um eine gesunde Ernährung, sondern auch um Bewegung und Entspannung gehen. Die Bewegungsunfähigkeit von Kindern ist teilweise dramatisch und durch Playstation und Internet sind die Kinder bereits digital *overloadet*. Natürlich bringt diese Maßnahme kurzfristig keinen großen Erfolg. Langfristig und generationsübergreifend wäre es aber ein großer Baustein, die Menschen aus der gefährlichen Volksverfettung zu holen und volkswirtschaftlich wäre es für das Gesundheitssystem ein Meilenstein.

3.3 Der Stoffwechsel

Unsere Körperzellen bilden das Grundgerüst unseres Körpers. Der Mensch besteht aus mehreren Milliarden von Zellen. Die Zellen erhalten uns am Leben und werden beeinflusst durch unseren Lebensstil. Der Alterungsprozess ist maßgeblich davon abhängig, wie gut wir zu unseren Zellen sind. So wie jede Operation und auch Stress Einfluss auf unsere Zellen hat, so verhält es sich natürlich auch mit der Ernährung. Der permanente Ernährungsüberfluss greift negativ in den Stoffwechsel ein. Vereinfacht erklärt, machen die Körperzellen quasi dicht und das Überangebot an Nährstoffen wird nicht mehr aufgenommen und vorrangig Zucker und Fett verbleiben zu lange in den Blutgefäßen.

Durch diesen Stoffwechselstau kommt es u. a. zu erhöhten Blutwerten wie: Fett, Zucker und Harnsäure. Überschüssige Mengen an Zucker und Fett werden nun im Körper deponiert, und Leber, Niere, Gallenblase und die Blutgefäße werden belastet. Der Stoffwechselmüll sorgt dafür, dass die Zellen frühzeitig altern. Der Stoffwechsel versorgt uns mit Energie, indem primär im Verdauungssystem und im Darm über Eiweißstoffe die Nährstoffe transportiert und über Enzyme in einem chemischen Prozess zerlegt, umgewandelt und verwertet werden (vom Katabolismus zum Anabolismus).

Der Körper als Mülldeponie -
Einen Klempner holen geht leider nicht!

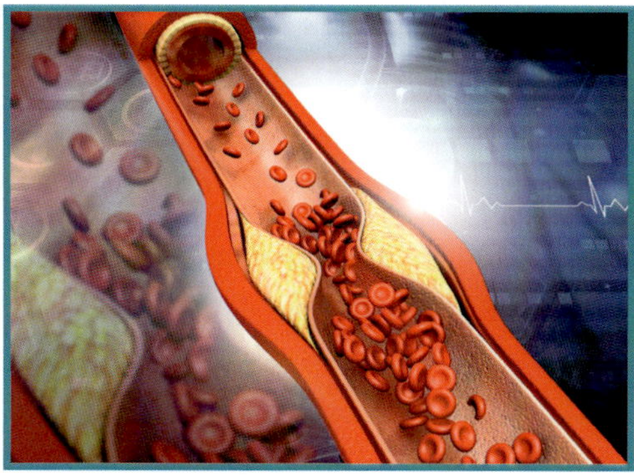

Abb. 3.4, Quelle: iStock

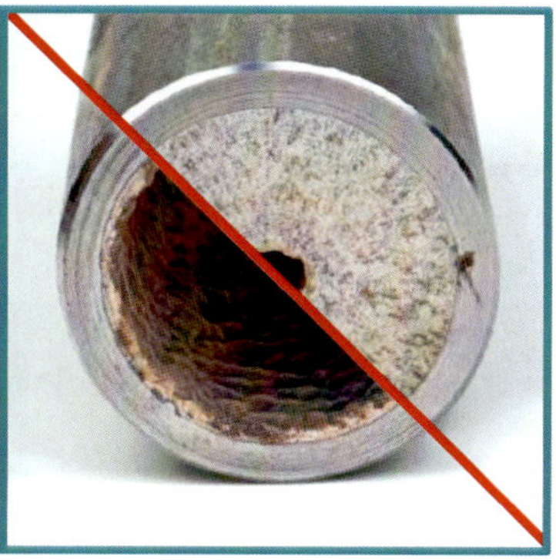

Abb. 3.5, Quelle: eigene Grafik

Eine der häufigsten Stoffwechselkrankheiten ist die Insulinstörung Diabetes Typ 2. Durch Überernährung ist die Bauspeicheldrüse irgendwann überfordert und kann den Zuckerspiegel im Blut nicht mehr regulieren. Gravierend und oftmals tödlich ist, wie auf dem Foto dargestellt, die Arterienverkalkung. Durch einen zu hohen LDL-Blutspiegel kann sich das Cholesterin an den Gefäßwänden der Arterien ablagern. Es entstehen Plaques, die u. a. zu Herzinfarkten und Schlaganfällen führen können. Sind die Plaques-Ablagerungen erst einmal da, kann man eben nicht, wie bei vergleichbaren Wasserrohren, mal eben die Leitungen austauschen. Das Fatale ist weiterhin, dass, ähnlich wie bei Defekten der Bauspeicheldrüse, auch Gefäßverkalkungen sich erst bemerkbar machen, wenn man irreparable Schäden davon trägt oder im schlimmsten Fall verstirbt.
Natürlich muss betont werden, dass man auch erblich bedingt einen hohen Cholesterinwert aufweisen kann, was aber relativ selten der Fall ist. Ähnlich verhält es sich bei einigen Stoffwechselkrankheiten, die keine ernährungsbedingten Fettstoffwechselstörungen sind.

Die größten Krankheiten unserer Überflussgesellschaft resultieren aus Übergewicht und Bewegungsmangel und sorgen für exorbitante volkswirtschaftliche Schäden, was aber noch schlimmer ist, leider zu oft, zu Pflegefällen und Trauer bei Hinterbliebenen.

3.4 Die Insulinfalle

Wie bereits im Kapitel 2 erwähnt, wird bei jeder Mahlzeit, aber eben auch bei jeder Zwischenmahlzeit und wenn es auch nur der Keks zum Kaffee, oder ein paar Weintrauben sind, Insulin aus der Bauchspeicheldrüse ausgeschüttet. Dieses verhindert, je nach Menge und Art der Nahrungsaufnahme, für ca. 2.5 Std. den Abbau von Fettzellen. Fette und Zucker lagern sich im Fettgewebe ab und somit erfolgt platt ausgedrückt eine Insulinmast. Erst wenn über mehrere Stunden keine Nahrung zugeführt wird, wird die Blockade aufgelöst. Wer also, wie erwähnt, Sport betreibt, weil er auch abnehmen möchte, sollte zwei bis drei Stunden vor seinem Workout nur ungesüßten Tee oder Wasser zu sich nehmen.

Bei jedem Verdauungsvorgang werden die Bauspeicheldrüse und zig andere Organe beansprucht. Zur Verdeutlichung, unsere Organe verschleißen durch Überbeanspruchung, ähnlich wie unsere Zähne oder auch Knie- und Hüftgelenke. Diese tauschen wir dann aus, wenn sie defekt sind. Das Tragische dabei ist aber, dass uns Zähne oder auch die Gelenke mitunter große Schmerzen bereiten, wenn sie kaputt gehen. Bis Sie Ihre Leber, Nieren oder Bauchspeicheldrüse spüren, ist es meist schon zu spät. Die Ausführungen sind keine Polemik, ich meine es wirklich so, begreifen Sie bitte, dass die permanente Belastung das Schädliche ist und unweigerlich zu Defekten führt.

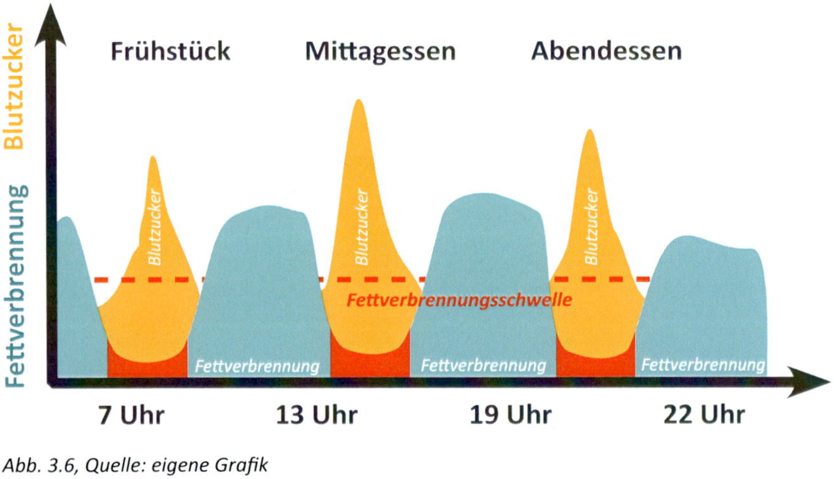

Abb. 3.6, Quelle: eigene Grafik

Wenn Sie fortlaufend Nahrung in Form von Snacks, Obst und auch süße Getränke zuführen, haben Sie einen permanent hohen Blutzuckerspiegel. Neben der mittelfristigen Gefahr der Diabetes, werden die freien Fettsäuren, die der Muskulatur zur Energiegewinnung dienen, nicht richtig verstoffwechselt, sondern in Ihrem Fettgewebe deponiert. Bereits vor 20 Jahren waren diese Fakten klar, es hat aber Jahre gedauert, bis selbst in der Sport- und Fitnesspresse und auch bei vielen Ärzten (man glaubt es kaum), sich endlich mal Berichterstattungen, Wissen und Akzeptanz zu diesem Thema durchgesetzt haben. Jahrzehnte wurde uns von unseren Gesundheitsinstitutionen vorgepredigt 5 x Obst und Gemüse am Tag. Über Gemüse kann man ja noch streiten, **aber 5 x Obst am Tag anzupreisen, grenzt an fahrlässige Körperverletzung.**

Nun hat das Thema Insulinpausen in der letzten Zeit endlich mal Dynamik in der Kommunikation bekommen. Jetzt wird es wie bei jedem Trend, wobei das Thema eben nicht als Trend verstanden werden sollte, teilweise übertrieben. Natürlich ist es für den Körper perfekt, wenn man abends ab 18.00 Uhr bis morgens 10.00 Uhr nichts zu sich nimmt. Ich halte dieses aber auf Dauer für unrealistisch, da Essen und Trinken auch Lebensfreude ist, insbesondere am Abend mit seinen Lieben oder Freunden. Natürlich sollte man sich nicht in den Stunden bevor man zu Bett geht, den „Bauch vollschlagen“. Dieses hat aber weniger mit dem Stoffwechsel und der Energieverwertung zu tun, sondern damit, dass ihre Verdauungsorgane Schwerstarbeit verrichten und ihr Körper nicht zur Ruhe kommen kann.

Lassen Sie einfach die Zwischenmahlzeiten weg. Ich ernähre mich so seit über 20 Jahren. Ich esse selten etwas zwischendurch, auch kein Obst und erst recht keine Schokoriegel. Sondern, wenn, dann nach den Hauptmahlzeiten. Dass Sie mich nicht falsch verstehen, natürlich mache auch ich Ausnahmen, sei es mal ein Stück Kuchen, oder Süßes zu bestimmten Anlässen. Oder ich belohne mich, das ist doch viel schöner! Man trinkt doch nicht unbedingt jeden Tag eine Flasche Wein, isst jeden Tag ein Filetsteak, hat jeden Tag Sex (okay da gibt es Ausnahmen, gerade am Anfang einer Beziehung). Ich verspreche Ihnen, man gewöhnt sich daran, Automatismen und Lebens- und Essgewohnheiten zu verändern.

3.5 Droge Zucker und Fruchtzucker

Wie bereits mehrfach erwähnt, werden wir bereits als Baby und Kinder auf Süßes programmiert. Zucker wirkt wie eine Droge, erhöht sogar den Dopamin- und Serotoninspiegel und macht uns kurzzeitig ein Stück weit glücklich. Unser Verlangen nach mehr, bringt manch einen in eine Spirale des Grauens. Zuviel Zucker ist ein Krankheitsbeschleuniger, wie zum Beispiel für Stoffwechselkrankheiten, Arthrose, Arteriosklerose u.v.m. Kinder nehmen teilweise mehr Zucker im Jahr zu sich, als ihr eigenes Körpergewicht. Dieses müssen Sie sich bildlich mal vorstellen, fürchterlich meine ich.

Im 18. Jahrhundert lag der Pro-Kopf-Verbrauch im Jahr bei gerade mal ca. 1000 Gramm. Mir ist klar, dass ist sehr lange her.

Heute sind es gigantische ca. 40 kg pro Jahr.

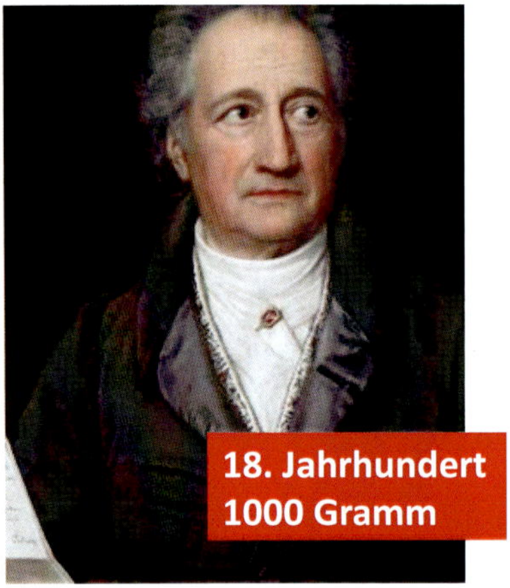

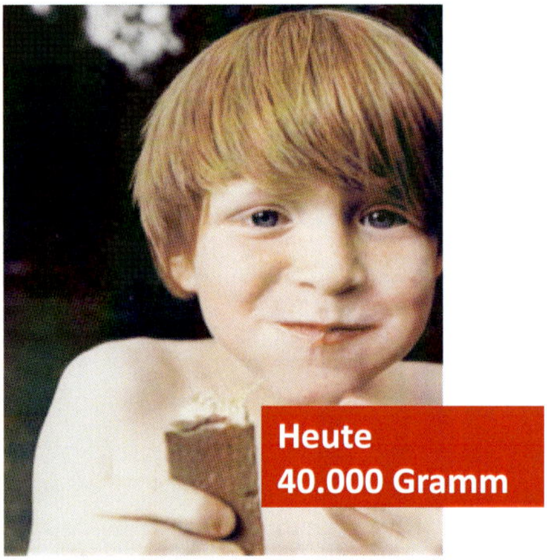

Abb. 3.7 & 3.8, Quelle: Karsten Mess

Nun ist vielen bewusst, Zucker einzusparen. Man tut es auch bedingt und man wundert sich, warum man dennoch kein Körpergewicht verliert, oder die Blutwerte nicht besser werden. Dass in einem Liter Cola ca. 40 Stück Würfelzucker stecken, ist den meisten bekannt.

In einer Apfelsaftschorle sind es immerhin aber auch noch ca. 10 Stück Würfelzucker. Nun achten viele beim Einkaufen auf fettarme Lebensmittel, gerade in den fettarmen Fertigprodukten stecken aber Unmengen von Zucker.

Zucker ist ein Geschmacksträger und bindet Wasser, somit wird gerne das Gewicht des Produktes erhöht. Maissirup oder Maltodextrin sind auch massiv zuckerhaltig. Lactose (Milchzucker) besteht auch aus Glucose und somit wird auf Produkten und Fertiggerichten gerne der Begriff Zucker umgangen.

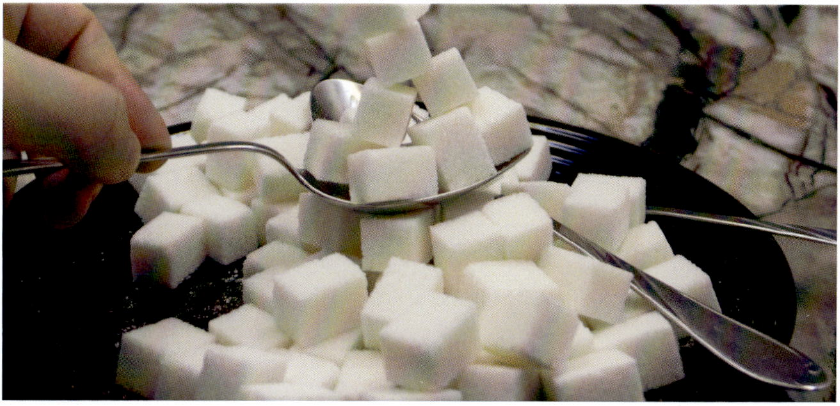

Abb. 3.9, Quelle: iStock

Aus meiner Sicht wird es Zeit, dass die Industrie verpflichtet wird, dass die Gesamtmenge des Zuckers, egal in welcher Form zugesetzt, auf der Verpackung steht.

Kommen wir zum großen Missverständnis - Fruchtzucker.

Obst ist extrem gesund, besonders durch die vielen Pflanzenneben-stoffe. Simpel betrachtet macht Obst aber fett!

Polemik denken Sie? Mitnichten. Sacharin, also Industriezucker, besteht aus Glucose (Traubenzucker) und Fructose (Fruchtzucker). Glukose bringt uns die notwendige Energie. Nun kommt das Entscheidende: Fruchtzucker wird im Blut durch Insulin kaum verarbeitet, sondern direkt in der Leber in Fett umgewandelt und in den Fettdepots gespeichert.

Ich denke, dass es nach wie vor einige, vorrangig Damen (Job bedingt), gibt, die sich morgens einen schönen bunten Obstteller machen, stündlich ein Stück Obst in den Mund stecken und meinen, sich gesund zu ernähren. Die Damen nehmen nicht nur nicht ab, wenn es gewollt ist, sondern sie schaffen unbewusst die besten Voraussetzungen für Diabetes. Nochmals, dass Sie mich nicht falsch verstehen, Obst ist wichtig und gesund, aber bitte essen Sie Obst nur nach den Hauptmahlzeiten oder als Mahlzeitersatz. Es sei auch nochmals erwähnt, dass die Insulinantwort natürlich auch bei einer Banane oder einem Eiweißshake anspricht, deshalb vor dem Sport, wenn Sie gleichzeitig etwas abnehmen möchten, bitte 2-3 Std. nichts an Kalorien zuführen.

3.6 Der Glykämische Index

Beschäftigen wir uns noch kurz mit dem Glykämischen Index GI). Der glykämische Index deklariert kohlenhydrathaltige Lebensmittel in seiner Wirkung auf den Blutzuckerspiegel. Der GI zeigt an, wie lange und wie hoch der Blutzucker nach Verzehr von Nahrungsmittel ansteigt. Ein GI unter 50-60 wird als ideal angesehen, auch wenn die Wissenschaft sich dabei, wie so oft, nicht ganz so einig ist. Es lohnt sich mal der Blick in eine GI-Tabelle, so ergeben sich bspw. nachfolgende Werte:

Weißbrot	73
Weißer Reis	87
Spaghetti	38
Pommes Frites	75
Haferflocken	55
Möhren	47
Vollkornbrot	52
Linsen	30
Äpfel	38
Wassermelone	72
Traubenzucker	100

Nun fällt gerade bei der Wassermelone der hohe GI-Gehalt auf, da man ja meint, erfrischend und viel Wasser, ja aber der Verzehr wirkt sich halt sehr auf den Blutzuckerspiegel aus. Nun soll dieses aber nicht bedeuten, dass Sie oder Ihre Kinder im Sommer keine Wassermelone mehr essen sollen. Mir geht es nur um das Bewusstsein, dass Sie wissen, was Sie tun. Was ich Ihnen aber dennoch ans Herz legen möchte, lassen Sie doch bitte einfach den Brotkorb, beim Italiener Ihrer Wahl, einfach zurückgehen. Zumeist schmeckt das Weißbrot eh selten, es macht Sie vor dem Essen bereits satt, hat nur leere Kalorien und boomt Ihren Zuckerspiegel nach oben. Natürlich passiert das beim Verzehr einer leckeren Pizza auch, aber bei drei kleinen Scheiben Weißbrot haben Sie mal eben ca. 300 unnütze Kalorien auf der Uhr. Der GI misst, wie erwähnt, die Menge der Kohlenhydrate im Lebensmittel, ist aber alleine nicht aussagekräftig. So haben natürlich 100 Gramm Gebäck in der Regel mehr Kohlenhydrate und Kalorien als 100 Gramm Wassermelone, obwohl sie den gleichen GI-Wert haben. Nun kommt in Sachen GI die maßgebliche Feststellung, Nahrungsmittel mit einem niedrigen GI lassen den Blutzuckerspiegel nicht so hoch ansteigen, was zu einem längeren Sättigungsgefühl sorgt. Beim Verzehr von Nahrungsmitteln mit einem hohen GI hat man schnell wieder einen Heißhunger.

Ich kenne das aus immer wiederkehrenden Erfahrungen. Ich esse gerne mal eine Pizza. Wenn ich dann nach Hause komme, habe ich Hunger auf Süßes und gehe ans Gefrierfach, um mir ein Eis zu holen. Wenn man das ab und zu macht, ist das auch nicht schlimm, wenn man es täglich macht, hinterlässt es Auswirkungen und Spuren.

3.7 Kalorien, Kohlenhydrate, Fette, Eiweiß und Ballaststoffe

Kalorien bemisst die Energie in Lebensmittel, so dass wir theoretisch unseren täglichen Energiebedarf auszählen könnten. Dazu mehr im Unterkapitel Energiebilanz. Nun ist es wie bei den Kohlenhydraten und Fetten, auch bei den Kalorien ist es eine Qualitätsfrage. Die Mikronährstoffdichte ist entscheidend, der Inhalt der Ballaststoffe und der Wassergehalt. Die Krux ist, man kann eine Menge an Kalorien zu sich nehmen und nicht satt werden, was dadurch meist zu einem Kalorienüberschuss führt. Besser ist es zu versuchen, Kalorien so aufzunehmen, dass sich einerseits schneller ein Sättigungsgefühl einstellt und anderseits Lebensmittel, wie viel Gemüse und pflanzliche Kost, mit hochwertigen Nährstoffen, aber eben auch mit wenig Kalorien.

Kohlenhydrate bringen uns unsere Power und Energie. Kohlenhydrate werden im Stoffwechselprozess, wie auch bedingt Eiweiß und Fett, zu ATB (Adenosintriphosphat) umgewandelt. ATP Energie ist der universelle Energieträger. Ohne Kohlenhydrate erfolgt im klassischen Sinne keine Fettverbrennung. Wenn Sie nun eine Diät machen, oder auch zu wenig Kohlenhydrate und Eiweiß zu sich nehmen, verlieren Sie zwar Körpergewicht, aber dummerweise auch Muskeln. Blöd, oder? Das ist der Grund, warum man bei einer erheblichen Kalorien- und eben auch Kohlenhydrat-Reduzierung immer Krafttraining machen sollte und ggf. auch zusätzlich Protein zu sich nehmen muss. Nun ist Kalorie nicht gleich Kalorie, wie das Beispiel des Weißbrotes. Gleiches gilt für die Kohlenhydrate. Langkettige Kohlenhydrate sind, wie mit dem GI-Index beschrieben, die mit langen Molekülketten, d. h. sie lassen den Blutzuckerspiegel langsam ansteigen und halten länger vor.

Low Carb Ernährungsstile mögen für Einzelne gut sein, für die Menschen, aber nicht „gewinnbringend". Sie sollten einfach etwas mehr darauf achten, welche Kohlenhydrate Sie zu sich nehmen. Die mediterrane Kost ist top, aber eben nur die, die ihren Ursprung auf frischem Gemüse, Hülsenfrüchten und Fisch hat. Der Italiener an der Ecke, hat leider mit seinen Nudelgerichten, Pizzas und Sahnesoßen wenig mit dieser gesunden Küche zu tun.

Fett ist der Begriff, den ich auch als Trigger aufgegriffen habe, aber von vielen zu Unrecht pauschal verteufelt wird. Fett ist für unseren Körper ein lebensnotwendiger Bestandteil, der uns unsere Energie liefert. Der Bedarf an Fett richtet sich aber individuell nach Ihrem Gesamtkalorienbedarf. Ca. 25% des Kalorienbedarfs wird durch Fett gedeckt. Es gibt aber gute Fette und schlechte Fette. Die guten Fette sind die, mit den ungesättigten Fettsäuren, wie Olivenöl, Avocados und andere Gemüsesorten, Nüsse, Soja und manche Fischsorten. Ein Esslöffel von gutem Olivenöl pro Tag wirkt übrigens hochgradig antioxidantisch. Die gesättigten Fettsäuren kommen vorrangig in Fleisch, Butter, Sahne, Wurst und insbesondere in Fertiggerichten vor. Hier gilt auch wie bei vielen Dingen, man muss nicht unbedingt komplett verzichten, sondern die Menge macht das Gift. Besonders gefährlich sind die sogenannten Transfette, die primär in der industriellen Verarbeitung von Lebensmitteln entstehen und in frittierten Produkten vorhanden sind. Fett muss im Körper nicht erst groß umgewandelt werden und geht großenteils direkt ins Körperfett über. Fett benötigen wir, um gesund zu leben, dass es aber Diäten wie die ketogene Diät gibt, in der vorrangig Fett verzehrt wird, ist schon mehr als abenteuerlich.

Ohne Eiweiß/Proteine könnte unser Körpersystem nicht funktionieren. Unsere Muskeln bestehen hauptsächlich aus Proteinen, die aus Aminosäuren bestehen. Proteine sind aber auch Bausteine von Knorpeln, Sehnen und Körperzellen. RNA bzw. mRNA ist fast jedem bekannt geworden durch den Covid-Impfstoff. Es gab Impfgegner, die mRNA als Erfindung der Pharmalobby verteufelt haben, unglaublich. Die Transport-RNA in unserem Körper ist ein Bestandteil unseres Körpers. Aminosäuren werden von der tRNA transportiert, an die mRNA angelagert und so werden die so wichtigen Proteine in unserem Körper aufgebaut und verwertet. Es gibt zwanzig Aminosäuren, neun davon kann unser Körper aber selber nicht produzieren. Diese müssen über die Nahrung aufgenommen werden. Dieses gelingt natürlich nur bei einer ausgeglichenen und eiweißreichen Ernährung. Bei einer kalorienreduzierten Ernährung und wenn man Krafttraining ausübt, besteht ein erhöhter Eiweiß- und Aminosäurenbedarf, den man zusätzlich supplementieren muss. **Wenn Sie Krafttraining ausführen, ohne genügend Proteine im Körper, können Sie sogar**

Muskeln verlieren, anstatt welche aufzubauen. Wiederum wenn Sie nicht ausreichend trainieren, nützt Ihnen auch die Proteinaufnahme nichts. Letztendlich macht es aber auch keinen Sinn, mehrere Proteinshakes am Tag einzunehmen, da der Körper nur bedingt das zugefügte Protein verwerten kann.

Die Wissenschaft spricht von ca. 1,6 bis maximal 2 Gramm Proteinbedarf pro Kilo Körpergewicht. Natürlich hängt es auch davon ab, welche Art man von Muskelfasern hat und wie ausgewogen man sich grundsätzlich ernährt. Im Bindegewebe stecken übrigens auch viele Eiweißbausteine. Will man das Bindegewebe stärken, hilft eine gesunde Ernährung mit viel Eiweiß und gezieltes Krafttraining. Welches Eiweiß ist denn nun das Beste? Milchproteine (Whey-Protein) haben die höchste Wertigkeit und Verwertbarkeit, aber gutes Sojaeiweiß kommt dicht ran an die Qualität und Effizienz von Whey-Proteinen.

Was sind Ballaststoffe und wie wichtig sind Sie?

Ballaststoffe sind wichtige Bestandteile, die nur in pflanzlichen Nahrungsmitteln vorkommen, mit den bereits erwähnten, langkettigen Energiebestandteilen. Ballaststoffe gelangen direkt in den Dickdarm, wo sie dann langsam verwertet werden. Ballaststoffe machen schneller satt und sind gut für die Darmflora und Verdauung. Ein Mangel an Ballaststoffen kann Krankheiten, wie Diabetes und Herzkrankheiten beschleunigen. Wichtig ist übrigens zu wissen, dass man mit Hülsenfrüchten wie Linsen, oder auch mit Rote Beete, nachweislich den Blutdruck senkt. Es gibt unlösliche Ballaststoffe wie Vollkorn und Hülsenfrüchte. Diese quellen auf und machen somit schneller satt. Im Darm arbeiten sie wie ein Reinigungstrupp. Insofern macht es Sinn, den Reinigungstrupp auch immer wieder zu bestellen!

Lösliche Ballaststoffe findet man in Obst und Gemüse und sie forcieren die notwendigen Bakterien in der Darmflora. Eine gute Darmflora stärkt das Immunsystem und schützt vor Infektionen.

3.8 Unsere Energiebilanz

Kommen wir zu einem der wichtigen Faktoren in Sachen Übergewicht, der Energiebilanz. Es ist ganz simpel, im Idealfall sollten wir nur so viele Kalorien zuführen, wie wir verarbeiten. Jeder Überschuss führt langfristig zu Übergewicht.
Der Körper verbraucht eine Grundenergie unabhängig davon, ob wir im Bett liegen, oder aktiv sind. Als grober Schätzwert gilt:

- **Männer: Körpergewicht x 24 (80 kg x 24 = 1.920 kcal)**
- **Frauen. Körpergewicht x 24 x 90 % (60 x 24 x 90 % = 1296 kcal)**

Nun kann man feststellen, 1920 kcal pro Tag alleine schon für den Grundumsatz ist doch schon eine ganze Menge. Ja, das stimmt, aber der zusätzliche Bedarf durch unsere Aktivitäten wird komplett überschätzt, so wie der Kalorienbedarf mancher Nahrungsmittel und Mahlzeiten. Schätzen Sie mal die Kalorien:

Beispiel Tagesessverhalten - Kalorien?

Frühstück:	Nur ein Salamibrötchen und einen Kaffee
Getränke:	Nur 2 Apfelsäfte und ein Mineralwasser
Mittag:	Einen Salat mit Joghurtdressing und einen Schokopudding
Nachmittag:	Einen Marsriegel
Zwischendurch:	Einen Milchkaffee und eine Banane
Abends:	Eine Pizza und 2 Gläser Wein

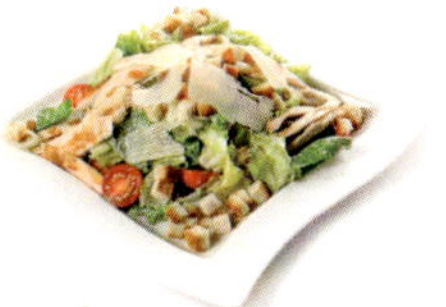

Keine Kekse zwischendurch!

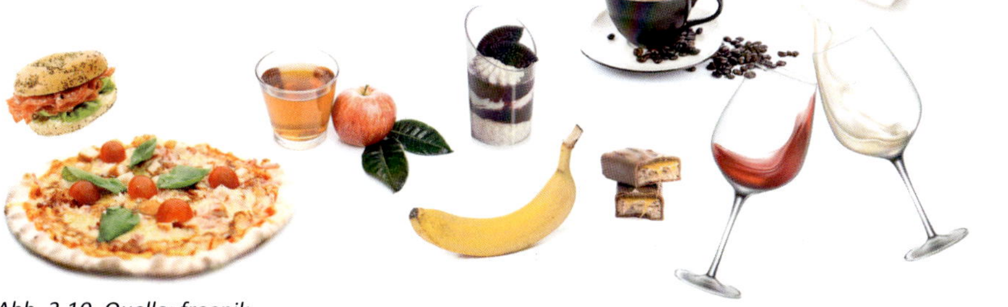

Abb. 3.10, Quelle: freepik

Und, was schätzen Sie an Kalorien?

Es sind ca. 2.800 kcal.

Nun hört sich das auch noch nicht so viel an. Ich denke, mancher Student oder Handwerker wird davon nicht satt. Frauen, die eine Bürojob ausüben, essen sicherlich öfters ähnliche Speiseauswahlen. Hinzu kommen noch häufig in Großraumbüros bunte Teller mit Süßigkeiten als Nervennahrung. Wie lecker, aber leider auch sehr problematisch für die Insulinausschüttung ist.

Es ist leider so, dass wir permanent viel mehr Kalorien zu uns nehmen, als wir verbrauchen. Der Grundverbrauch an Energie, plus dem Verbrauch durch Aktivität, ergibt den PAL Wert (Physical Activity Level). Nun schauen Sie sich mal die Tabelle an und schon relativiert sich unsere beispielhafte Tages-Speisefolge.

PAL Wert

Richtwerte - Grundumsatz plus körperliche Aktivität!

1,4 - ausschließlich sitzende Tätigkeit mit wenig oder keiner anstrengenden Freizeitaktivität.

1,6 - überwiegend sitzende, aber teilweise auch gehende/stehende Tätigkeit; wenig anstrengende Freizeitaktivität.

1,8 - überwiegend gehende/stehende Tätigkeit (Handwerker, Kellner); anstrengende Freizeitaktivität.

Energie

	PAL Wert 1,4		PAL Wert 1,6		PAL-Wert 1,8	
Alter	m	w	m	w	m	w
15-19	2600	2000	3000	2300	3400	2600
19-25	2400	1900	2800	2200	3100	2500
25-51	2300	1800	2700	2100	3000	2400
51-65	2200	1700	2500	2000	2800	2200
über 65	2100	1700	2500	1900	2800	2100

Abb. 3.11, Quelle: PAL Werte, eigene Grafik

Wie man schnell erkennen kann, hätte eine Frau mit einem Bürojob, die keinen Sport treibt, durch die bsph. Nahrungsaufnahme einen Überschuss von 1.000 kcal. Seriöse Schätzungen besagen, dass ca. 7.000 bis 8.000 kcal ein Kilogramm Körpergewicht ausmachen. Nun sehen Sie selber, sollte die Dame mit einem PAL-Umsatz von ca. 1.900 kcal, theoretisch an acht Tagen im Monat, wie aufgeführt, oder ähnliche Speisen und Getränke, an einzelnen Tagen aufnehmen, wäre das zusätzliche Kilo Körpergewicht mal locker draufgepackt. Viele essen ähnliche Gerichte und Zwischengerichte, aber mit Sicherheit öfters als an acht Tagen im Monat. Wo ist nun die Lösung?

Einerseits sollte man drauf achten, was man zu sich nimmt und seine Ernährung umstellen. Obstkuchen anstatt fette Torte, Vinaigrette-Dressing, anstatt Mayonnaise-Dressing, weniger Ketchup, weniger Frittiertes, keine Butter aufs Brot usw. Ein Vollkornbrötchen hat ca. 150 kcal, ein Kürbiskernbrötchen ca. 300 kcal und ein Croissant ca. 400 kcal. Nun fällt es vielen schwer, ihr gewohntes leckeres Essen umzustellen oder wegzulassen. Kompensation ist dann bzw. grundsätzlich die Zauberformel. Wenn Sie an einem Tag mal richtig in Sachen Speis & Trank zugeschlagen haben, dann verzichten Sie dann halt am nächsten Tag und sorgen Sie für eine Unterdeckung. Dies ist wirklich nicht allzu schwer.

Es reicht ja schon zum Anfang, dass Sie zwei Mal die Woche alles an Süßem und Weißmehlprodukte weglassen. Natürlich ist die Zunahme von Körpergewicht auch abhängig vom individuellen Stoffwechsel, von der Aktivität und der Qualität der Kalorie, aber es kumuliert sich halt. Grob argumentiert ist es im Prinzip auch völlig egal, wann Sie ihre bspw. 2.000 Kalorien am Tag zu sich nehmen. Wenn Sie dieses theoretisch komplett in Form von Schokolade machen, nehmen Sie auch nicht unmittelbar zu. Wie wir aber festgestellt haben, hat es natürlich mit der Insulinausschüttung zu tun und so ist es schon maßgeblich, was wir essen und dass wir die Insulinpausen einhalten. Mit der Kalorienzufuhr am Abend verhält es sich ähnlich. Rein von der Energiebilanz her spielt es keine große Rolle, wann wir essen. Aber neben der Insulinfrage geht es darum, dass, wie erwähnt unser Körper enorm zu tun hat, wenn wir abends viel und schwer essen. Entscheidend zur Regeneration und Zellerneuerung ist unser Schlaf.

Nur in der Nacht schüttet der Köper das Wachstumshormon HGA aus, was für unsere Zellerneuerung zuständig ist. Dieses funktioniert aber leider nur ungenügend, umso mehr unser Körper noch in die Verdauungsprozesse verwickelt ist.

Es gibt mittlerweile Studien in der Epigenetik-Forschung (Studie der Lebensweise) *(3.1)* die andeuten, dass man durch Fasten, das Leben definitiv verlängern kann.

Der Ansatz ist, dass Insulin u. a. die Ausschüttung von Wachstumshormonen blockiert. Diese benötigen wir aber zur Zellerneuerung und Regeneration. Theoretisch bedeutet dies, dass wenn man 16 Std nichts zu sich nimmt und bspw. ab 16.00 Uhr nüchtern bleibt, dass man damit sein Leben um einige Jahre, bis zu Jahrzehnten, verlängern kann. In den USA sind in der letzten Zeit Diabetes-Medikamente zur Livestyle-Droge geworden. Diabetes Medikamente greifen in den Stoffwechselprozess ein und suggerieren dem Körper, quasi 16 Std. kein Insulin auszuschütten *(3.2)*. Grundsätzlich sind die Forschungen zu Alterungsprozessen in vielen Bereichen weit fortgeschritten, so dass wir in den nächsten Jahrzehnten Quantensprünge erwarten können.

Nur beiläufig sei erwähnt, dass dies die Menschheit in Sachen Überbevölkerung, CO2-Ausstoß und Massenwanderungen vor kaum lösbare Probleme stellen wird. Der aktuelle politische Turnaround und die Proteste zur Klimapolitik berücksichtigen leider nicht diese extrem große Gefahr. Wenn sich bis 2050 die Weltbevölkerung verdoppelt hat, was Experten durchaus für möglich halten, ist das Leben, so wie wir es heute kennen, auf unserem Planeten kaum noch möglich.

3.9 Nahrungsergänzungen, die Sinn machen und ggf. das Leben verlängern

Kommen wir zu Nahrungsmitteln und Supplementierung.

Eiweiß/Proteine und Aminosäuren:

Wie bereits erläutert, wenn man Sport treibt, insbesondere Krafttraining, Fitness, oder Bodyforming reicht eine normale Ernährung in der Regel nicht aus. Man sollte Proteine, Whey-Proteine oder Soja-Proteine zu sich nehmen.

Aminosäuren in Kapselform sind nicht zu 100 % gleichzusetzen mit einem Eiweißshake. Einfach erklärt, Eiweiß spaltet erst seine Aminosäuren-Bestandteile auf. Dieser Weg ist für den Körper ein gelernter Vorgang und so könnte die langsame Verarbeitung im Körper effektiver sein, als die Aminosäuren direkt zuzuführen. Shakes haben fast immer Kaloriengehalt, Aminosäuren nicht. Wenn man viel Sport betreibt, empfehle ich einen Eiweißshake am Tag, oder so wie ich, als Geschmacks- und Süßungsmittel in meinen Dinkelflocken. Nach dem Training können ein paar Aminosäurenkapseln Sinn machen, somit eine Kombination aus beidem.

Wenn man eine Diät durchführt, oder die Energiebilanz eine Zeit lang auf Unterdeckung fährt, empfiehlt sich unbedingt zusätzliches Protein. Es müssen aber nicht die so oft groß beworbenen und teuren „Wunder-Protein-Shakes“ sein.

Vitamine & Vitalstoffe:

Achtung, ich möchte vorab darauf hinweisen, dass ich keine Aussagen machen kann, wie hoch oder wie niedrig Sie persönlich Nahrungsergänzungen dosieren sollten. Dieses ist abhängig von Ihrer Konstitution und vorrangig von Ihrem Status. Statt einen guten Arzt zu besuchen, kann man sich aber auch selber gut einlesen. Vitamine aus dem Supermarkt sind meist niedrig dosiert und teuer. Es gibt gute Onlineunternehmen, die günstig sind und die Produkte sind meist hoch dosiert. Deshalb die Bitte, nicht einfach täglich schlucken, da einzelne Wirkstoffe in einer zu hohen Dosierung langfristig das Gegenteil bewirken und Ihrem Köper schaden können.

Ernährt man sich gesund, mit viel Gemüse und Obst (nur zur Hauptmahlzeit) benötigt man nicht unbedingt zusätzliche Vitamine, außer im Winter Vitamin D. Auch für den Muskelaufbau ist Vitamin hilfreich *(3.3)*. Möchte man sich aber sportgerecht ernähren oder Alterungsprozesse bedingt verlangsamen, dann macht eine weitere Supplementierung Sinn.

Vitamin C und **Vitamin B** sind wasserlöslich, d. h. sie können im Körper nicht gespeichert werden. Damit kann man sie praktisch nicht überdosieren.

Vitamin C tut dem Immunsystem gut und man kann, gerade im Winter, etwas zuführen.

Vitamin B ist gut für die Muskulatur. Man sollte aber vorsichtig mit der Dosierung sein. Grundsätzlich empfehle ich, sich mal für alle Vitamine und Spurenelemente, per Blutabnahme, eine Bestimmung machen zu lassen. Die Laborwerte sind nicht allzu teuer.

Magnesium Wer primär Fastfood zu sich nimmt und weißmehl- und zuckerhaltig isst, hat oft einen Magnesiummangel. Bei einer guten Ernährung kommt dieses selten vor. Magnesium ist einer der Hauptplayer im Stoffwechsel und der Muskulatur. Sportler haben demnach einen erhöhten Magnesiumbedarf. Insofern kann bei Mangel- bzw. minderwertiger Ernährung zusätzliches Magnesium Sinn machen. Das Vitamin B3 beleuchten wir separat.

Einige Wunderstoffe:

Es gibt mittlerweile diverse Studien zu Anti-Aging-Effekten in Sachen Nahrungsergänzungen.

Omega-3-Fettsäuren sind mehrfach ungesättigte Fettsäuren die wir in unserem Körper nicht selber herstellen können, sondern u. a. durch Leinöl und fetten Fisch, wie Lachs, zu uns nehmen. Dieses reicht aber oft nicht aus. Omega-3-Fettsäuren sind wichtig für unseren Energiestoffwechsel und für unsere Zellen. Omega-3-Fettsäuren schützen besonders Herz-Risikopatienten und sind gut für die Gefäßwände. *(3.4) Presse Uniklinik Freiburg*

Und Achtung: Omega-3-Fettsäuren haben muskelanabole Effekte und sind somit wichtig für den Muskelaufbau.

Coenzym Q10 wird vom Körper an sich selber und ausreichend hergestellt. Q10 benötigt unser Körper, da es die Energie aus dem Stoffwechsel bzw. der Nahrungsumwandlung weiterleitet. Im Alter, bei viel Stress, ungesunder Lebensweise, viel Sport, Krankheiten und Infektionen, kann der Q10-Level massiv fallen. Somit kann der Körper nicht genügend regenerieren und Energie bereitstellen. Es gibt mittlerweile Studien *(3.5) Apothekerzeitung*, dass Menschen, die den Cholesterinsenker „Statine" nehmen, Q10 zuführen sollten. In einigen Ländern ist Q10 auch zur Therapie bei Herzschwäche zugelassen. Es macht also Sinn, im Alter und bei den genannten Zielgruppen mit Q10 zu supplementieren.

Nicotinsäure/ Niacin-Vitamin B3 ist in Fleisch, Fisch, Milch, Eiern und auch in Gemüse etc. enthalten. In Pflanzen und Gemüse aber leider nicht sonderlich hoch konzentriert. Es ist der Leader unter den Coenzymen und hat einen extrem wichtigen Wert für den Energietransport und für unsere Zellen. Gerade im Antiaging ist Niacon enorm wichtig. Es gibt mittlerweile mehrere Studien, die beweisen, dass Niacon lebensverlängernd wirkt und den Alterungsprozess verlangsamt *(3.6) Fokus-Gesundheit*.

Selen ist einer der wichtigen Verteidiger u. a. gegen oxidativen Stress und schützt die Zellen. Selen wird vorrangig über den Landwirtschaftsboden über Gemüse und Fleisch etc. aufgenommen und dann vom Körper verarbeitet. In Europa sind die Böden teilweise schlecht versorgt, so dass viele Menschen unter einer Mangelversorgung leiden. Dieses führt dazu, dass das Immunsystem gestört wird. Eine überschaubare gesonderte Zuführung von Selenpräparaten kann somit in unseren Breitengraden Sinn machen.

Spermidin, richtig, es kommt auch in den Spermien des Mannes vor, entsteht aber aus dem Aminosäurestoffwechsel. Spermidin ist für unser Zellwachstum zuständig. Es kommt u. a. in Gemüse, Vollkorn, Nüssen, aber auch in Salaten vor.

Altern ist Zellsterben! Es ist somit wichtig, dass sich Zellen reinigen und erneuern. Besonders im etwas höheren Alter und bei viel Stress für die Zellen kann eine separate Zuführung mehr als Sinn machen. Es gibt bezüglich der Antianging Effekte von Spermidin auch mittlerweile mehrere Studien *(3.7)Medi-ac-Austria*.

Wundermittel gibt es nicht, aber einige, die nah dran sind.

Glucosamin wurde in der Vergangenheit bei Gelenkschmerzen eingesetzt. Es ist ähnlich dem Traubenzucker und wird u. a. aus Schalentieren gewonnen. Es hilft bei der Verstoffwechselung und schützt die Zellen. Glucosamin kann man in Kapselform kaufen. In den letzten Jahren gibt es vielversprechende Ansätze, dass Glucosamin, ähnlich wie Spermidin und Niacin, das „gesunde Leben" verlängern könnte. Es liegen diesbezüglich bereits mehrere große Studien vor. *(3.8) b-thüringen*

Liebe Leser*innen,

ich habe mir erlaubt, Ihnen nur die wichtigsten Nahrungsergänzungsprodukte vorzustellen. Ich wiederhole mich, dass einige Menschen Nahrungsergänzungspillen oft zu viel oder zu wenig zu sich nehmen. Gleiches gilt für die Dosierung. Bitte lesen Sie sich unter verschiedenen Quellen ein oder holen Sie sich bei einem Spezialisten Rat.

Es gibt im fortgeschrittenen Alter durchaus auch sinnvolle Hormontherapien. Dies sollte aber dann unbedingt ihr Urologe, Hormonarzt oder auch die Gynäkologin entscheiden.

Sich damit zu beschäftigen und für sich den Hormonstatus ermitteln zu lassen, wenn man das 50. Lebensjahr überschritten hat, ist legitim und tut nicht weh.

3.10 Beispiele für eine kalorienreduzierte schmackhafte Ernährung

Gerne gebe ich Ihnen nachfolgend ein paar Beispiele, wie ich mich seit ca. 20 Jahre ernähre. Es ist natürlich nicht unbedingt etwas für jede Frau, oder jeden Mann. Da ich als Erstberuf eine Kochausbildung absolviert habe, fällt mir das schnelle und gesunde Kochen ggf. etwas leichter. Ich arbeite die meiste Zeit vom Homeoffice aus, so dass mir gerade am Mittag, dass reduzierte Essen leichter fällt. Auch das entspannte Essen mit Kollegen*innen entfällt bei mir dementsprechend. Ich bin ein typischer Abendesser. Wenn ich an unterschiedlichen Standorten in Deutschland Hochschulwochen habe, muss ich zugeben, achte ich nicht ganz so auf meine Ernährung.

Ein paar Grundsätzlichkeiten:

Man muss nicht mit Sahne, Butter oder Industriezucker kochen, um schmackhaftes Essen hinzubekommen. Bei mir gibt es diese drei Produkte schon seit über 20 Jahren nicht mehr im Haushalt und glauben Sie mir, meiner Familie und meinen Gästen hat es immer hervorragend geschmeckt.

Man kann Sahne, durch saure Sahne, Sojacreme, veganes Creme Fraiche, oder zumindest fettreduziertes, oder auch gebundene Mandelmilch ersetzen. Butter benötigt man gar nicht. Industriezucker kann man durch etwas Honig, oder Stevia nutzen. Kuhmilch ist leider nicht so gesund, wie man uns jahrzehntelang weismachen wollte.

Meine persönlichen Speisefolgen als Beispiel und Anregung

Frühstück:
Zwei Scheiben Dinkel- oder Vollkornbrot, wahlweise mit Humus, Ziegenkäse oder auch Tomaten und Gurken. Am Wochenende gibt es Dinkel- oder Vollkornbrötchen, auch wenn man diese kaum noch bekommt.

Zwischenmahlzeiten – gibt es bei mir nicht.

Als Getränk zwischendurch mache ich mir immer gerne ein Heißgetränk aus frischem Ingwer, mit einem halben Teelöffel Curcuma.

Mittags:
Dinkel- oder Haferflocken, gesüßt mit einem Messlöffel Schokoladen-Sojaeiweiß und einem Stück Obst. Wenn ich unterwegs bin, esse gerne einen großen Salat, mit Vinaigrette, oder Balsamico-Dressing. Gerne gehe ich auch mal zum Asiaten-Imbiss und esse dort eine tolle Suppe, oder gebratene Nudeln mit Gemüse.

Abends:
Gerne gebe ich Ihnen ein paar grobe Rezepte für zwei Personen mit auf den Weg. (Alle Speisen sind in 10 - 20 Minuten fertig.)

Frische Linsensuppe (megagesund)

Zutaten:

- 200 g Linsen
- 300 g Kartoffeln
- Gemüsebündel
- 1 großes Glas Gemüsebrühe
- 3 Esslöffel Balsamico
- 2 Teelöffel Kartoffelmehl/Stärke

Linsen waschen und ca. 15 Min. köcheln lassen.

Möhren, Sellerie, etwas Lauch, am besten ein „Bouquet garni“ (Gemüsebündel) kaufen und mit Kartoffeln in Würfel schneiden.

Kartoffel kochen lassen, nach ca. 2 - 3 Minuten alle anderen Zutaten zufügen und nochmals 2 - 3 Minuten kochen lassen.

Die Linsen sind nach ca. 15 Min. fertig, sonst werden sie zu weich. Linsen mit Gemüsebrühe auffüllen und Gemüse und Kartoffeln hinzufügen.

Kartoffelmehl mit etwas Sojamilch oder Wasser ohne Klumpen vermengen und die Suppe abbinden. Mit etwas Sojasoße, Salz, Pfeffer und Balsamico abschmecken, fertig.

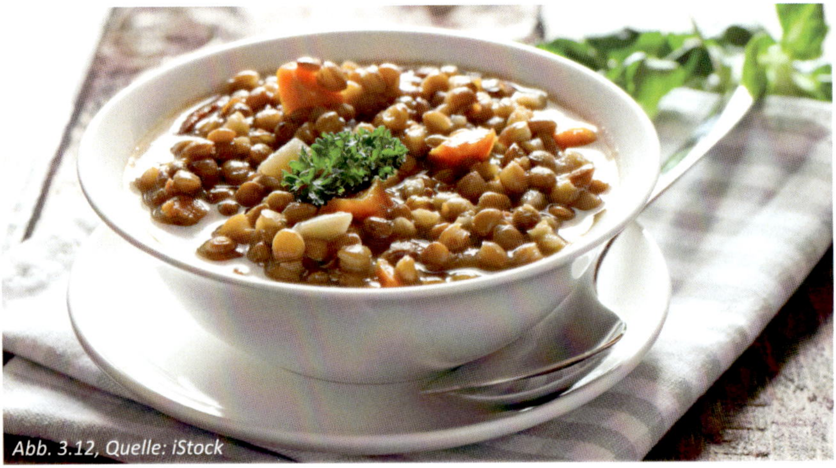

Abb. 3.12, Quelle: iStock

Schnelle Küche. Linsenpasta mit Rote Beete

Zutaten:

- ca. 150 g Linsennudeln
- ca. 5 - 6 gekochte Rote Beete
- 1 Knoblauchzehe
- ½ Ingwer

Linsen- oder auch Kichererbsen-Pasta ca. 4 Minuten langsam kochen. Fertige Rote Bete in Würfel schneiden. Etwas Ingwer und Knoblauch schälen und in kleine Würfel schneiden und kurz anschwitzen.

Rote Beete hinzufügen und kurz ca. 1 Min. köcheln. Pasta zu der Roten Beete hinzufügen, abschmecken, fertig.

Anstatt der Roten Beete kann man bspw. auch Kürbis oder auch Pilze nehmen.

Wirsing mit Kartoffel und Geflügelbratwurst

Zutaten:

- Wirsingkopf
- ca. 400 g Kartoffeln
- Geflügelbratwürste
- 1 Becher Sojacreme oder fettreduziertes Creme Fraiche
- ½ Zwiebel
- 2 Teelöffeln Kartoffelmehl/Stärke

Wirsing in ca. 4 x 4 cm Stücke schneiden und kurz 2 - 3 Minuten blanchieren. Etwas Zwiebelwürfel anschwitzen, Wirsing hinzufügen.

Mit Sojacreme oder fettreduzierten Creme Fraiche, ggf. noch etwas Mandelmilch oder Mineralwasser auffüllen und ggf. mit etwas Kartoffelmehl (2 - 3 Teelöffel mit etwas Mandelmilch) abbinden und abschmecken.

Kartoffel kochen, Puten-Würstchen braten, fertig.

Vollkornpasta mit gefrorenem oder frischen Blattspinat und Scampis.

Zutaten:

- 150 g Vollkornpasta
- 1 Päckchen gefrorenen Blattspinat (kein Spinatmouse)
- 6 - 8 Tomaten
- 1 Becher Sojacreme, oder fettreduzierte Creme Fraiche
- ½ Zwiebel
- 3 Knoblauchzehen
- ca. 300 - 400 g tiefgefrorene Scampis/Großgarnelen
- 1 Zitrone oder Zitronenextrakt

Garnelen auftauen, abwaschen und mit Zitrone träufeln.

Spinat auftauen und etwas durchhacken.

Tomaten würfeln, ggf. vorher in heißem Wasser häuten. In Würfel schneiden und mit etwas Knoblauch und Zwiebelwürfelchen anschwitzen.

Spinat und Sojacreme hinzufügen, etwas köcheln lassen, ggf. noch etwas Mandelmilch oder auch Weißwein hinzufügen und mit Salz und Pfeffer abschmecken.

Die Pasta ca. 5 Min. al dente kochen. Parallel die Großgarnelen mit Knoblauch kurz und sehr heiß anbraten und mit Salz und Pfeffer abschmecken.

Fertige Nudeln, auf dem Teller, mit der Spinat-/Tomatencreme überdecken, oder auch vorsichtig im Topf unterheben. Garnelen platzieren und fertig.

Dinkelpfannkuchen mit Schafs- oder Ziegenkäse

Zutaten:
- ca. 4 Esslöffel Dinkelmehl
- ca. 0,2 Liter Mandelmilch
- 4 - 6 Eier
- 4 - 6 Tomaten
- 2 Knoblauchzehen

Mehl mit der Mandelmilch und etwas Mineralwasser verrühren. Eier hinzufügen, verrühren, mit Salz und Pfeffer abschmecken und dünn in der Pfanne garen.

Käse in Würfel schneiden, Tomaten ggf. in heißem Wasser häuten und in Würfel schneiden. Tomaten mit dem Knoblauch kurz anbraten, den Käse hinzufügen und abschmecken. Nach Geschmack kann man auch noch etwas Rucola Salat waschen, etwas klein schneiden und hinzufügen.

Die Pfannkuchen füllen und zusammenklappen, fertig.

Schnelle Küche Lachsnudeln

Zutaten:
- 150 - 200 g Nudeln
- 1 Packung 200 g Räucherlachs
- 1 Becher Sojacreme, oder fettreduzierte Creme Fraiche
- ½ Zwiebel
- 2 Knoblauchzehen

Vollkorn- oder Dinkelpasta „al dente“ kochen.

Fertigen Räucherlachs kleinschneiden, mit dem gehackten Knoblauch kurz anbraten, ggf. mit etwas Weißwein ablöschen und mit Mandelmilch, oder mit veganer oder fettreduzierter Creme Fraiche auffüllen. Vorsichtig unter die Nudeln heben, abschmecken, fertig.

Asiatische Gemüsesuppe

Zutaten:

- 1 Blumenkohl
- 3 - 4 Möhren
- 1 Bündel Broccoli
- 1 große Ingwerknolle
- Kleines Tütchen Shiitake-Pilze
- 1 großes Glas Gemüsebrühe
- Asiatische Nudeln

Blumenkohl und Möhren, Broccoli, waschen und schneiden und kurz blanchieren. Ingwer schälen und würfeln und scharf anbraten, so dass Röstaromen entstehen.

Getrocknete Shiitake-Pilze im Vorfeld ca. 1 Std. in warmem Wasser einweichen, anbraten und hinzufügen (Man kann auch auf die Pilze verzichten). Je nach Geschmack Sprossen oder auch wenige asiatische Nudeln separat, sehr „al dente", kurz abkochen, anbraten und hinzufügen.

Gemüse kurz scharf anbraten und mit dem Ingwer, den Pilzen und den Nudeln in einen Topf geben. Alles gemeinsam mit Gemüsebrühe oder auch Kokosmilch auffüllen.

Mit Sojasoße, Koriander, Kreuzkümmel etc. abschmecken, fertig.

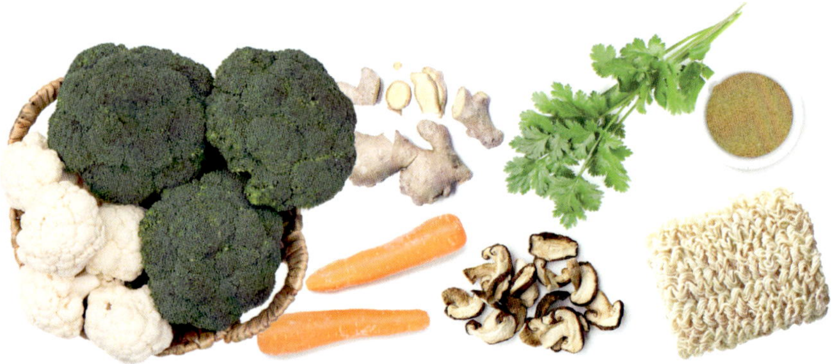

Abb. 3.13, Quelle: freepik

Salat mit Hühner- oder Putenbrust

Zutaten:

- 400 g Puten- oder Hühnerbrust, bitte beste Haltungsstufe
- 1 Becher Joghurt, gerne Sojajoghurt
- Gemischter Salat Ihrer Wahl
- 1/2 Zwiebel
- 2 - 3 Knoblauchzehen
- 2 - 3 Löffel Olivenöl
- Gemischter Salat nach Ihrer Wahl zubereitet

Geflügel klein schneiden und gut durch, aber nicht trocken anbraten. Knoblauch und Zwiebelwürfelchen separat kurz anbraten und die Hälfte davon hinzufügen. Mit Salz, Pfeffer und ggf. etwas Currypulver abschmecken.

Sojajoghurt mit etwas Mandelmilch aufrühren. Die andere Hälfte Knoblauch/Zwiebeln hinzufügen und mit Salz und Pfeffer und zwei, drei Tropfen Stevia abschmecken.

Salat mit zwei Löffeln gutem Olivenöl vermengen, anrichten und mit dem Joghurt-Dressing abdecken, fertig.

Dorade oder Forelle mit Salat

Zutaten:

- 2 Doraden oder Forellen
- 1 Zitrone
- Gemischter Salat Ihrer Wahl
- Balsamicoessig und Olivenöl

Fertig geputzten Fisch abwaschen, trocknen und mit Salz, Pfeffer und etwas Zitrone würzen. Dann scharf anbraten und für ca. 15 Minuten bei 180 Grad in den Ofen schieben.

Gemischten Salat (frisch schneiden oder aus der Tüte) waschen und anrichten. Balsamico mit Öl vermischen, etwas Mineralwasser, Salz, Pfeffer, Stevia verrühren - fertig.

Kohlrabi mit Süßkartoffelpüree und Hähnchenbrust

Zutaten:

- 3 - 4 Kohlrabi
- 4 - 6 Süßkartoffeln
- 400 g Hähnchenbrust
- ½ Liter Mandelmilch
- 1 Becher Sojacreme
- ¼ Zwiebel
- 3 Esslöffel Dinkelmehl oder Kartoffelstärke
- Etwas Muskatnuss

Kohlrabi schälen, würfeln und ca. 3 Min in leichtem Salzwasser blanchieren. Sojacreme oder fettreduzierten Creme Fraiche, etwas Mandelmilch und etwas Kochwasser vom Kohlrabi anköcheln und mit etwas Kartoffelmehl (2 - 3 Teelöffel mit etwas Mandelmilch) abbinden und mit Salz, Pfeffer und Muskatnuss abschmecken.

Süßkartoffeln kochen, schälen und mit heißer Mandelmilch schön cremig verrühren. Mit Muskat und Salz und Pfeffer abschmecken.
Hähnchenbrust gut durch, aber nicht trocken braten - fertig

Eines meiner schnellen Lieblingsessen: Lachsbouletten mit Salat

Zutaten:

- 200 g Räucherlachs
- 1 Vollkornbrötchen
- 3-4 Eier
- Etwas Semmelbrösel
- ½ Zwiebel
- 1 Zitrone
- Salat Ihrer Wahl

Räucherlachs in kleine Stücke schneiden. Vollkornbrötchen einweichen und mit Ei und dem Lachs vermischen. Mit Salz und Pfeffer und Zitrone abschmecken. Kleine Zwiebelwürfelchen hinzufügen. Wenn die Masse zu flüssig ist, mit etwas Semmelbrösel vermengen. Die Masse soll aber relativ weich bleiben.

Weiche Masse mit einem Esslöffel formen und dünn in der Pfanne braten und mit einem Salat Ihrer Wahl anrichten.

Wie bereits erwähnt, habe ich einen relativ geringen Körperfettanteil. Für mich ist das aber kein Mantra, ich esse und trinke gerne. Zwei, drei Mal die Woche gibt es bei mir auch Chips oder Zartbitterschokolade. Im Schnitt zweimal die Woche gehe ich essen, gern zum Asiaten, aber gerne auch mal eine Pizza. Abends wenn ich noch Hunger, insbesondere auf Süßes habe, schmeckt ein Sojajoghurt ohne Zucker, aber mit Geschmack sehr lecker, in dem ich ihn mit bspw. Johannisbeeren auffülle. Auch Studentenfutter schmeckt sehr gut. Als Weinliebhaber verzichte ich auch nicht auf meinen Wein. Ab und zu esse ich auch mal ein gutes Steak.

Wurstwaren, Schweinefleisch gibt es bei mir seit Jahren nicht mehr, und wenn Geflügel, oder alle paar Wochen ein Steak, dann aus echter Bio-Haltung. Ich ernähre mich so, weil es mir gut tut. Vielleicht auch durch 50 Jahre Sport, habe ich etwas Probleme mit einer Arthrose in der Schulter und den Händen. Seitdem ich mich weitgehend basisch und sehr fleischreduziert ernähre, habe ich weniger Schmerzen.

Ein weiterer Grund ist der massive CO2-Ausstoß durch die Massentierhaltung. Als Autofahrer und Fluggast wird man teilweise, zumindest in manchen Stadtteilen von Berlin, als Halbkrimineller behandelt. Dass es ohne dringend notwendige Maßnahmen bei den großen Klimasündern, wie China, Indien und der USA, es für unseren Planeten nur marginale Veränderungen geben kann, wird leider oft bei den Protesten übersehen.

Das Gleiche gilt eben auch für die Massentierhaltung. Weltweit erzeugt die Foodindustrie und Massentierhaltung unglaubliche ca. 30 % der von Menschen erzeugten CO2-Produktion. Der Flugbetrieb macht gerade mal ca. 3% aus. In Deutschland lassen sich ca. 62 % der gesamten Methan-Emissionen auf die Land- und Tierwirtschaft zurückführen *(3.9)*. Es steht damit außer Frage, dass die Massentierhaltung und damit der Fleischverzehr drastisch zurückgefahren werden muss. Laut Schätzungen subventioniert der deutsche Staat, also Sie lieber Leser*innen, die Viehwirtschaft mit bis zu 13 Milliarden pro Jahr *(3.10)*. Ähnlich wie bei den E-Autos, sollte lieber ein erheblicher Teil der Gelder in die Produktion von Fleischersatz investiert werden. Es gibt heute bereits, aber eben noch viel zu teuer in der Produktion, Steaks aus Fleischersatz, wo selbst ein Spitzenkoch, definitiv den Unterschied nicht merken kann.

Fakt ist somit, bitte essen Sie weniger Fleisch und wie wir gelernt haben, die meisten essen zu viel, aber vor allen Dingen, durch Zwischenmahlzeiten, zu oft.

Man muss nicht sektiererisch an sein Essverhalten gehen und natürlich dauert es etwas bis man sich an ein neues Essverhalten und neuen Gewohnheiten gewöhnt hat. Aber glauben Sie mir, versuchen Sie es und halten Sie einfach mal eine Weile durch.

Ich verspreche Ihnen, Ihr Körper wird es Ihnen danken!

Kapitel 4

Permanentes *Overloading* vermeiden, Ziele und Sinnhaftigkeit finden, persönliche Werte leben, Glück und Zufriedenheit erreichen.

4.1 Die Grundproblematik von Überforderungen und Burn-out-Gefahren in Unternehmen

Burn-out-Prävention ist Chef*innen-Sache!

Die Potenziale der Mitarbeiter*innen - die geistigen, emotionalen, sozialen und gesundheitlichen Fähigkeiten - garantieren die Zukunft, die Produktivität sowie die Leistungs- und Wettbewerbsfähigkeit der Unternehmen. Viele Menschen fühlen sich erschöpft, antriebslos und sind nicht mehr belastbar, leiden unter Konzentrationsschwäche, chronischer Müdigkeit, Schlaf- und vegetativen Störungen.

All diese Symptome sind Zeichen einer psychophysischen Erschöpfung und können bei Fortbestehen zu Burn-out und/oder depressiver Stimmung führen. Laut diversen Studien leiden etwa 64 % der 36- bis 45-Jährigen unter Stress *(4.1)*.

Burn-out entsteht oft aus einer Frustration heraus. Man kann Burn-out vorbeugen, indem man sich Aufgaben sucht, bei denen die eigenen Grundbedürfnisse befriedigt werden. Eine wichtige Voraussetzung ist aber, dass man den Alltag im angestrebten Beruf oder in der sozialen Rolle genau kennt. Eigene Wünsche und Bedürfnisse, aber eben auch Fähigkeiten und Eignungen sollte man deshalb exakt einschätzen können.

Nicht jeder ist für alle Branchen geschaffen, dieses gilt auch beispielsweise für Lehrberufe oder auch Reisetätigkeiten. Was ist einem wirklich wichtig? Soziale Anerkennung, Aufstiegsmöglichkeiten, Freiheit bei der Gestaltung der Arbeitsabläufe und Einflussmöglichkeiten, oder doch mehr persönliche Schwerpunkte im Privatleben. Alles gleich zu gewichten und allen und sich selber gerecht zu werden, funktioniert in den wenigsten Fällen wirklich.

Stress ist ein wichtiger Faktor bei der Entstehung des Burn-outs. Wird Stress zu einem dauerhaften Problem, beeinträchtigt dies das Wohlbefinden und dies gefährdet die Gesundheit, beeinträchtigt die Produktivität und die Wirtschaftlichkeit eines Unternehmens.

Negativer Stress entsteht bedingt durch Überforderungen, oft auch im privaten Bereich, ist aber nach wie vor in vielen Firmen hausgemacht. Chefs, die permanenten Druck ausüben, keine klaren Ziele vorgeben, die nicht coachen und die Mitarbeiter*innen und das Team nicht für die Sache begeistern, gibt es leider immer noch viel zu oft.

Für was steht ein Unternehmen?

Die Hardware ist nicht entscheidend, sondern die Schaffung und das Leben nach echten und nachhaltigen Markenwerten.

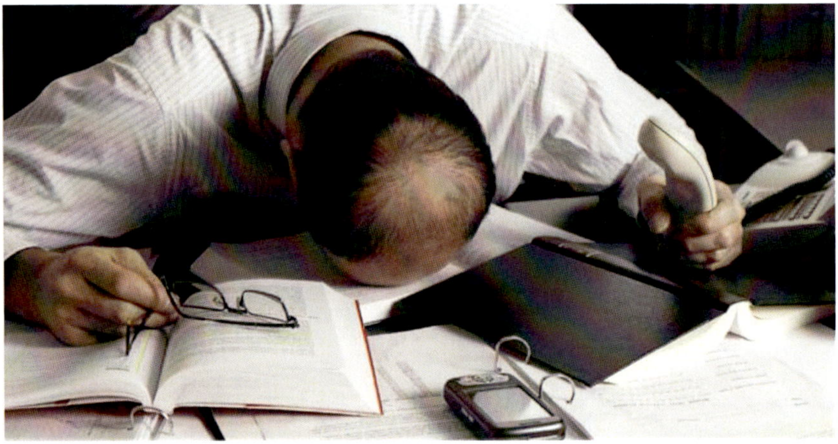

Abb. 4.1, Quelle: iStock

Burn-out-Prävention ist Chefsache und erfordert eine hohe Verantwortlichkeit in der Firmenkultur. Hektik, Tempo und High-Speed-Mentalität prägen unsere Berufswelt, aber auch unser Freizeitverhalten. Lange Zeit galt Tempo als Synonym für wirtschaftlichen Erfolg in Unternehmen. Das wichtige Kapital im Unternehmen ist das Humankapital und exakt dieses wird oft ein Stück weit leichtfertig vernichtet.

Insbesondere die Anwendung einer humanen Ethik in den Führungsetagen und nicht nur sach- und renditebezogene Führung, ist der Schlüssel zum Gesamterfolg. Führung bedeutet Leitung, erfordert aber eben auch Vorbildfunktion. Nur eine Leitungsposition macht noch lange nicht einen guten Manager*in oder Teamleiter*in aus. Akzeptanz und Anerkennung muss sich auch die Führungskraft verdienen! Freundlichkeit, Empathie und Ethik hat nichts mit Gutmütigkeit zu tun. Der Mitarbeiter*in und das Team müssen und wollen geführt werden, aber nach nachfolgenden Maßstäben:

Klar, ehrlich, unmissverständlich und mit einem für alle geltenden Maßstab und eben auch für die Führungskraft.

Ein Burn-out kommt niemals über Nacht, sondern fast immer schleichend und es ist wichtig, dass dieses der/die Vorgesetzte auch erkennt und ggf. gegensteuert. Verhaltensänderungen, wie Gereiztheit, Abgrenzung, Krankheitsanfälligkeit etc. sind meist erkennbar und durch ein Coaching oder auch aus der Betrachtung der Hubschrauberperspektive, verändern sich die Wahrnehmungen und man kann helfen, bevor der Zusammenbruch kommt.

Mitarbeiter*innen ausschließlich aufgrund der Macht- und Weisungsbefugnis zu führen, beschleunigt viele Burn-out- und Krankheitsfälle. Topmanager*innen sind die, die Sozialkompetenz haben, Respekt und Vertrauen ausstrahlen und Vorbild sind. Prävention in Sachen Überforderungen, Markenwerte und Leitbilder müssen ehrlich und nachhaltig gelebt werden, denn damit fördert man die Wirtschaftlichkeit und Produktivität des Unternehmens und sorgt für gute Teamleistungen und ein gutes Binnenklima.

Nun ist es an der Zeit, dass auch Unternehmer gegensteuern, durch Reduzierung von Leistungsdruck, Sozialkompetenz, aber auch durch Förderung von Entspannungs- und Bewegungsmöglichkeiten. Anspannung bei einer Leistungserbringung ist wichtig und wesentlich, aber ohne Entspannung wird aus Anspannung schnell Verspannung und das in jeder Hinsicht. Der Sportler*in kennt das aus der Wettkampfvorbereitung, der/die Mitarbeiter/in steht aber auch täglich vor Herausforderungen.

Bewegung ist eine wichtige Form des Spannungsabbaus. Bei einem Burn-out sammeln sich aufgestaute Gefühle, wie etwa innere Unruhe und Aggressionen. Diese können durch Sport abgebaut werden.

Den ganzen Tag vor dem Bildschirm, von einem Termin zum nächsten zu hetzen und abends dann nur noch auf der Couch zu sitzen und TV zu schauen. Leider ist dies Alltag für viele Deutsche.

Dabei ist unser Körper auf Bewegung programmiert. Diese Bewegung ist auch für die Stressregulation enorm wichtig. Fehlt dem Körper Bewegung, staut sich in der Folge immer mehr Stress an. Dieser wiederum äußert sich dann in verschiedensten Symptomen. Unser Körper und unsere Seele fangen an zu leiden.

Zwischen Körper und Psyche besteht eine Wechselwirkung. Psychosomatische und psychiatrische Einrichtungen bieten deswegen schon seit geraumer Zeit Sport- und Bewegungsprogramme an.

Es wäre wünschenswert, betriebs- und volkswirtschaftlich ein Quantensprung, wenn Entscheider erkennen würden, dass Ruhe- und Bewegungspausen nicht nur die Leistung und Produktivität der Mitarbeiter*innen fördern, sondern auch enorm zur Teambildung beitragen.

Natürlich greift es zu kurz, wenn man nur das System oder die Arbeitgeber für Überlastungskrankheiten verantwortlich machen würde. Jeder ist letztendlich für sich selber verantwortlich und muss eigenverantwortliche Entscheidungen treffen, was für ihn gut oder weniger gut ist.

4.2 Warum Burn-out nicht jeden trifft

Ein Burn-out oder auch nur Burn-out-Symptome, oft auch nur eine stressbedingte Überforderung, entstehen meist aus einer Kombination aus personen- und situationsbezogenen Merkmalen. Einerseits als „Selbstverbrenner“ und dementsprechend vorrangig personenbezogen oder als Opfer der Umstände, d.h. situationsbezogen.

Besonders in den Jahren, in denen die Grundlage für eine Karriere und beruflichen Erfolg, und meist parallel auch der Familiengründung gelegt wird, ist es ein Stück weit normal, dass man sich und oft damit auch andere, etwas überfordert und man Dinge wie Hobbys, Familie und auch die Gesundheit vernachlässig. Das ist auch völlig okay, Verzicht, Einsatz und großes Engagement sind oftmals erforderlich, aber eben nur über einen bestimmten Zeitraum.

Entscheidend ist, dass man selber erkennt, in welcher Phase man sich befindet und zulässt, dass man den gutgemeinten Rat seines Coaches, das kann der beste Freund*in, oder auch die Tochter sein, ernst nimmt, so dass man erst gar nicht in eine extreme Negativspirale hineinkommt.
In der nachfolgenden Grafik kann man schön die einzelnen Alarmphasen erkennen.

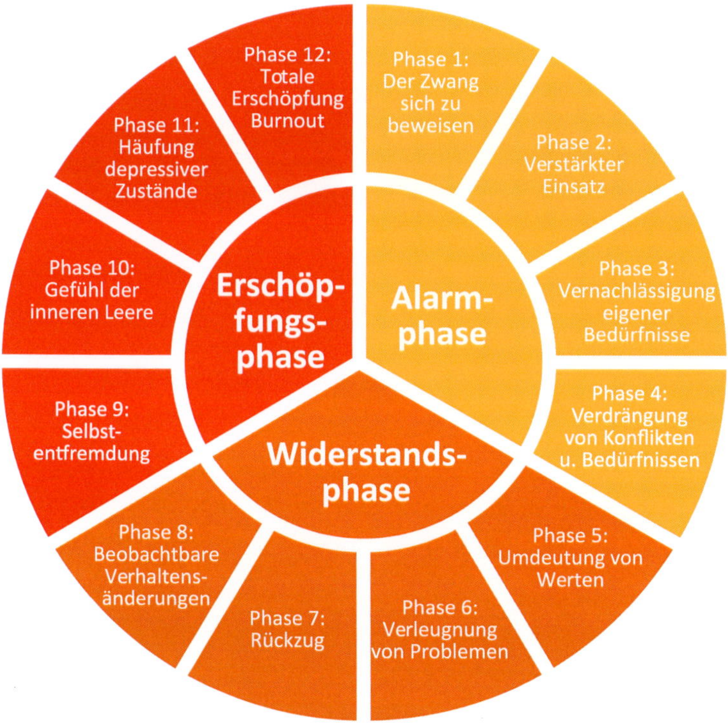

Abb. 4.2, Quelle: Eigene Grafik, in Anlehnung an das 12-Phasen-Modell von Herbert Freudenberger und Gail North (1992)

4.3 Wie vermeide ich nun Überforderungen, Übung und Empfehlungen

Overloading

Viele Menschen checken morgens nach dem Aufstehen ihre Push-Nachrichten, um zu schauen, was es Neues in der Welt gibt. Dabei sind natürlich hauptsächlich Informationen dabei, die überflüssig sind. Beim Frühstück werden dann die „(a) sozialen“ Medien gecheckt und ggf. die ersten beruflichen E-Mails. Im Unternehmen angekommen, gibt es häufig eine Informationswelle durch Kommunikationsfluten, die teilweise übertrieben sind. Unsere WhatsApp-Nachrichten, ob privat oder beruflich, begleiten uns den ganzen Tag. Die permanente Ablenkung raubt uns Energie. Das digitale Overloading beschert uns Unkonzentriertheit, wir sind gereizt, müde und überfordert. Viele sprechen immer von der ins Ungleichgewicht geratenen Work-Life-Balance. Ich war früher kein großer Freund von dieser These, da, wenn man seine Arbeit gerne macht, sich diese automatisch mit dem Leben vermischt. Durch die Digitalisierung ist der Arbeitnehmer häufig aber eben auch in seiner Erholungszeit permanent erreichbar, insbesondere wenn seine beruflichen E-Mails auch auf seinem privaten Handy landen, was für die meisten zutrifft. Ich selber kenne dieses zur Genüge, da ich mein Leben lang in 365/24 Branchen gearbeitet habe. Die Pandemie hat mich, auch durch 12 Monate Zwangsschließung unserer Betriebe, entschleunigt und ich werde nach Ende der Pandemielage auch nicht mehr in die 16-Stunden-Erreichbarkeit zurückkehren.

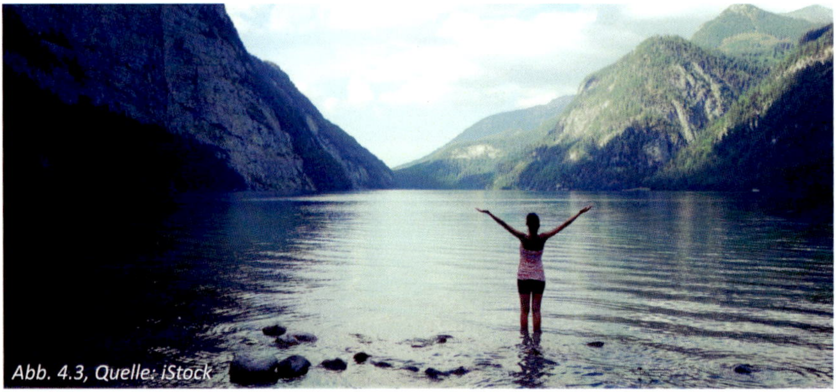

Abb. 4.3, Quelle: iStock

Abschalten ist die Devise, aber dies gilt eben nicht nur für Handy und PC. Deshalb meine Empfehlungen: Vereinbaren Sie, mit sich und für sich, eigene Ruhepausen und Ruheinseln. Gehen Sie nach dem Mittagessen noch 15 Minuten spazieren, schalten Sie Ihr Handy aus und nehmen Sie bewusst Ihre Atmung und Ihr Umfeld wahr.

Vereinbaren Sie fest in Ihrem Terminkalender Ihre Zeiten für Sport und Bewegung. Wenn Sie, so wie ich früher, durch 12-14 Stunden Arbeit am Tag, die Freiheit hatte, während der Arbeitszeit zum Sport zu gehen, beziehen Sie, wenn vorhanden, Ihre Sekretärin mit ein. Meine hat mich früher damit konsequent sogar aus Besprechungen geholt. Sie müssen kein schlechtes Gewissen haben, da Sie nach einem Workout umso produktiver und gut gelaunt an Ihren Arbeitsplatz zurückkehren.

Wenn nicht gegeben, schaffen Sie sich ein zweites Handy als Privathandy an und schalten Sie das berufliche des Abends, so weit wie möglich, aus.

Machen Sie mehrfach am Tag bewusst 5 Minuten Atemübungen, idealerweise mit 4 Takt-Musik im Ohr und zwar wie folgt:

- Augen schließen
- zum Anfang mitzählen, mit einer Bauchatmung, 4 Sekunden ein- und 8 Sekunden ausatmen.
- Imagination: Suchen Sie sich in Gedanken ein Bild aus Ihrem Leben, bspw. von Ihren Lieben, was bei Ihnen ein warmes Glücksgefühl bewirkt. Dieses Bild ist Ihr Glücksanker, der Sie abholt und beruhigt.
- Lächeln Sie 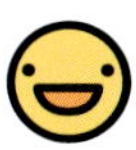

Diese Übungen trainieren Sie und machen sie auch ruhig mehrmals am Tag, insbesondere wenn Sie gestresst sind, oder es Ihnen nicht so gut geht. Glauben Sie mir, es wirkt.

Lernen Sie, nein zu sagen. Ich bin von Natur aus eher gutmütig. Durch meine große Berufs- und Lebenserfahrung, mit dem Wunsch immer gerne helfen zu wollen, haben das viele ausgenutzt. Auch ich bin ein Kandidat, der lernen musste, nein zu sagen. Man muss nicht auf „allen Hochzeiten tanzen“, weil man meint, man verpasst etwas oder wird weniger beliebt oder geliebt.

Lernen Sie Ihre Rituale, Ihre Morgen- und Abendroutine, halten Sie durch, mal keine E-Mails zu lesen, und sich durch Twitter, Facebook und Co. Ihre Festplatte im Kopf permanent zu belasten. Ihr Laptop hat nicht nur eine beschränkte Speicherkapazität, sondern Ihr Kopf auch. Unnütze Dateien machen Ihren Rechner langsam, auch Ihre Synapsen. Es ist eigentlich nicht so schwierig, wenn Sie Ihren Rechner permanent *overlaoden*, wenn Sie Ihr Auto permanent Vollgas fahren, dann haben Sie irgendwann einen Totalschaden. Lassen Sie es nicht zu, dass es Ihnen mit Ihrem Kopf und Körper ähnlich geht.

4.4 Werte - Wer bin ich?

Für was stehen Sie?

Machen Sie mit sich selber mal einen Werte-Präferenztest. Was ist Ihnen einerseits privat und anderseits beruflich wichtig. Schreiben Sie mal acht bis zehn Werte, die Ihnen privat wichtig sind, untereinander, wie z. B.:

- Familie
- Freundschaft
- Ehrlichkeit
- Liebe
- Gesundheit
- Freizeit

Dann vergleichen Sie jeden Wert miteinander. Sie fangen an mit Familie und fragen sich ab, oder besser lassen abfragen, was ist Ihnen wichtiger, Familie oder Freundschaft, dann machen Sie je nach Präferenz einen Strich z. B. bei der Familie. Danach vergleichen Sie Familie und Ehrlichkeit, usw. Wenn Sie unten angekommen sind, streichen Sie Familie durch und fragen nun, was ist wichtiger, Freundschaft oder Ehrlichkeit. Wieder alle abgleichen, dann Freundschaft durchstreichen und mit Ehrlichkeit weitermachen. Zum Schluss haben Sie dann Ihre Favoriten, z. B. Familie mit fünf Strichen und Freizeit mit vier.

Nun machen Sie das gleiche Spiel mit Ihren beruflichen Werten, wie:

- Anerkennung
- Erfolg
- Verantwortung
- Disziplin
- Kompetenz

Dementsprechend ermitteln Sie nun wieder Ihre Favoriten. Nun passen beruflich Erfolg und Karriere durchaus zusammen, aber man benötigt, dass es wirklich langfristig klappt, eine klare Struktur und ein dementsprechendes Umfeld. Empathie und soziale Verantwortung spielen glücklicherweise heute auch bei Führungskräften eine immer wichtigere Rolle, dennoch man muss auch mal unpopuläre Entscheidungen treffen. Und eben auch, wenn man persönlich Dinge anders sieht. Man muss oft Zeit und Familie entbehren, bereit sein, sich Konflikten und Stresssituationen zu stellen und sich auch durchsetzen können. Der springende Punkt in unserem simplen Vergleich ist: Passt das, was Sie machen, wirklich zu mir? Sind Sie ein Stück weit von Natur aus stressresistent oder können Sie es lernen. Können Sie beruflich Aufgaben, Entscheidungen, Arbeitsvolumen und Ihre persönliche Weltanschauung mit Ihrer Tätigkeit vereinbaren? Sind Sie viel auf Geschäftsreisen und sehen Sie Ihre Familie weniger, obwohl Sie dieses eigentlich nicht möchten?

Was sind wirklich Ihre Lebensmotive? Lautet Ihr wichtigster Wert Familie, könnte eine Tätigkeit als Montage-Ingenieur schwierig werden, wollen Sie Politiker werden, dürfen Sie nichts persönlich nehmen und Ehrlichkeit ist dann ggf. auch nicht Ihre wichtigste Präferenz.

Machen Sie Ihren Job in erster Linie wegen des guten Gehalts (Manager*in), oder der relativ vielen Freizeit (Lehrer*in). Sind Sie Krankenpfleger*in geworden nur aus Ihrem persönlichen Verständnis, anderen Menschen helfen zu wollen? Das kann alles gut gehen und funktionieren, aber Sie benötigen dann dementsprechend für den ausgewählten Beruf auch die persönliche Eignung, das eine oder andere auszuhalten. Nicht von ungefähr sind u. a. die lehrenden und pflegenden Berufe, die Berufe, mit den höchsten Burn-out-

Symptomen. So hart es sich liest, natürlich sind die Gründe oft system- und betriebsbedingt, meist aber weil die persönlichen Voraussetzungen nicht wirklich optimal sind.

Auch wenn die Grundwerte bereits in der Kindheit gelegt werden, prüfen Sie, was Ihnen wichtig ist und versuchen Sie, zumindest einen Kompromiss zu finden, wenn Sie Ihre berufliche Tätigkeit, oder eine andere Beziehung Sie auf Dauer überlastet.

Was will ich wirklich? Was tut mir gut?

Werte entstehen primär in unserer Kindheit

0 - 7 Jahre: Prägung
7 - 14 Jahre: Modelling
14 - 21 Jahre: Sozialisation

Einschneidende Erfahrungen beeinflussen das Entstehen eines Wertes, vorrangig in den ersten 21 Jahren

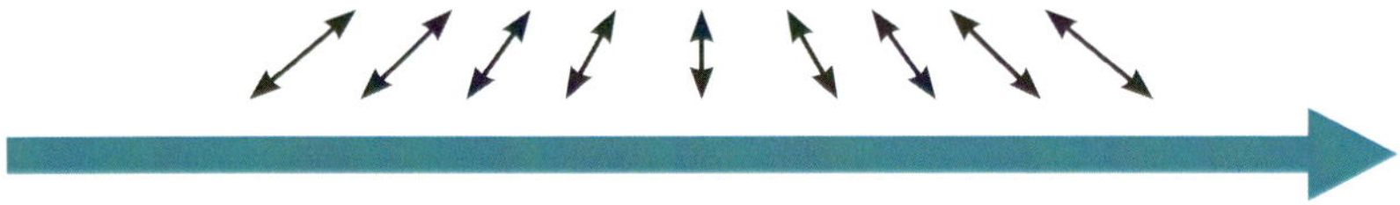

Abb. 4.4, Quelle: Eigene Grafik

Mir ist natürlich mehr als bewusst, dass sich manche ihre Berufs- und Arbeitsstelle nicht wirklich aussuchen können. Wenn das so ist, dann müssen Sie alternativlos lernen, gelassener zu werden, nicht alles an sich ranlassen und sich Ihre Ruhepausen und Ruheinseln suchen.

Auch wenn wir in der Kindheit geprägt werden, können wir anerzogene Glaubenssätze verändern, so dass unser „Eltern- und Lehrer-Ich“ sich in einem guten Verhältnis zu meinen Bedürfnissen, meinen Wünschen und meinem „eigenen Ich“ befinden.

Antreiber	Bedeutung	Neuer Glaubenssatz
1. Sei perfekt!	Tu alles so perfekt wie möglich und sei nur mit dem Besten zufrieden.	Ich darf Fehler machen.
2. Streng dich an!	Gib stets deine ganze Kraft, der Erfolg alleine ist nicht maßgeblich.	Ich darf es mir erlauben, auch mal Fehler machen. Ich muss nicht immer hart, sondern effizient arbeiten.
3. Sei stark!	Du darfst keine Gefühle zeigen, sie sind Zeichen von Schwäche!	Ich darf auch mal zeigen, wie es mir geht!
4. Beeil dich!	Erledige alles sofort und immer so schnell wie möglich.	Ich erlaube mir, mir auch mal Zeit zu lassen, wenn es möglich ist.
5. Mach's allen recht!	Denke immer erst an andere und dann erst an dich.	Auch ich habe Bedürfnisse, ich bin im Moment wichtiger als andere.

4.5 Bedürfnisse & Ziele

Wir unterliegen, natürlich aber auch unseren eigenen Bedürfnissen, je nach Prägung, Weltanschauung und Geschmack. Wir wissen, wie unser Körper reagiert, wenn wir dem Bedürfnis nach Hunger oder auch Sexualität nicht nachkommen. Unsere Bedürfnisse sind aber mehr als das, u. a.:

- Bedürfnis nach Zugehörigkeit und Liebe
- Bedürfnis nach Selbstverwirklichung und Sinnhaftigkeit
- Bedürfnis nach Anerkennung und Selbstwert
- Bedürfnis nach Sicherheit und Ordnung
- Bedürfnis nach physiologischen Fakten wie Nahrung und Sauerstoff

Bedürfnisse sind individuell und werden sie auf Dauer nicht befriedigt, oder ungedeutet, führt dies langfristig zu körperlichen und oder geistigen Schäden. Dysbalancen ergeben sich durch nicht funktionierende Erwartungen, Haltungen und äußeren Umständen. Jeder sollte seine Bedürfnisse ab und zu checken, sei es in Bezug zur Familie oder im Arbeits- und Berufsverhältnis. Um meine eigenen Bedürfnisse zu erkennen, muss ich sie er- und hinterfragen. Unser

Bauchgefühl hilft uns dabei. Was sich nicht gut anfühlt, wird uns auf Dauer bei der Bedürfniserfüllung behindern. Es erfordert manchmal Mut, seine Bedürfnisse zu artikulieren und natürlich gehören auch Kompromisse dazu, aber eine Zufriedenheit mit uns und unserem Umfeld sorgt für ein glücklicheres Leben.

Kennen Sie Ihre Ziele?

Ich hoffe, Sie haben welche, idealerweise private und berufliche Ziele. Ziele haben allgegenwärtigen Einfluss auf unser Bewusstsein.
Sie steuern unseren Verstand, unsere Emotionen und unsere Aufmerksamkeit und das primär im Unterbewusstsein. Sie kennen das vielleicht, Sie möchten sich einen neuen Opel Corsa in roter Farbe kaufen. Sie werden in den nächsten Tagen und Wochen rote Opel Corsas überall in den Straßen sehen, obwohl die vorher auch schon da standen. Ziele schaffen Ihnen Maßstäbe und Erwartungen. Zu hohe Erwartungen, von innen oder außen, erschweren das Erreichen der Ziele. Sie zweifeln an Ihrem Selbstwertgefühl und blockieren sich selber.

Zielsetzung

- Beweggrund und Motivation finden
- Handlungsausführung
- Bedürfnis nach Anerkennung und Selbstwert
- Unser Fokus richtet sich auf adäquate Anregungen

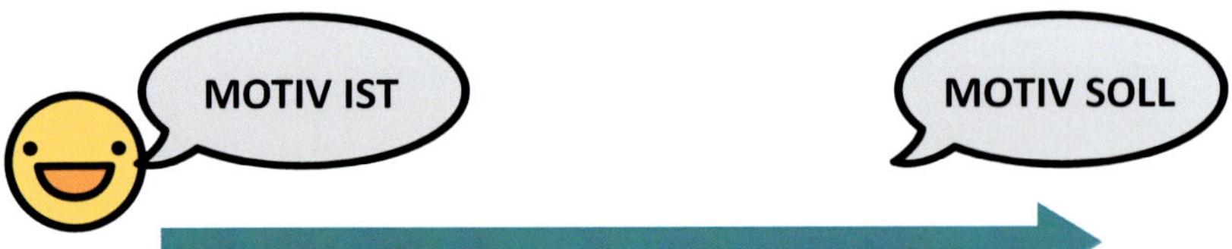

Was empfinden wir, wenn das Ziel erreicht wurde?

- Belohnungsgefühl
- zufriedener Rückblick
- Gefühl der Sättigung (Sonst erfolgt eine Handlungswiederholung)
- Bestätigung unserer Ansichten und Strategien

Abb. 4.5, Quelle: Eigene Grafik

Wie erreiche ich nun meine Ziele? Meine Ziele müssen realistisch sein. Ich benötige eine Strategie und manchmal muss ich die Prozesse verändern. Ich muss Resultate überprüfen, da, wenn eine Befriedigung erreicht wurde, ab und zu, aber nicht immer, ich mir neue Ziele setze. Manche Ziele sind auf Dauer auch nicht mehr erstrebenswert. Setzen Sie sich Zwischenziele und auch kleine Ziele, besonders, wenn Sie Gewohnheiten verändern wollen. Es muss nicht die Weltreise, das große Geld, 10 kg abnehmen in drei Monaten, sein. Neben Ihren individuellen privaten und beruflichen Zielen, die Ihren Bedürfnissen entsprechen, sind es meist die wöchentlichen kleinen Ziele, die Sie glücklich machen.

4.6 Was ist für Sie Glück?

Sie kennen vielleicht die Geschichte, wo die glücklichsten Menschen leben, ja, in Skandinavien, aber auch u. a. in Neuguinea und an anderen abgelegenen Ecken dieser Welt, wo es kaum Internet und kein TV gibt. Wo die Menschen ganz einfach in Familienverbänden leben, vorrangig mit Ackerbau und Viehzucht. Liest sich merkwürdig, stimmt, ist aber wahr. Warum sind die Menschen dort so glücklich, weil sie nicht ständig vergleichen und verglichen werden, weil Sie unsere Komfortzone nicht kennen.

Sie werden nicht täglich von Amazon, Facebook, Google und Co geprimt und von Algorithmen zum permanenten Konsumieren verführt. Somit sind ihre eigenen und äußeren Erwartungshaltungen komplett anders und nicht so hoch. Unser Problem ist weiterhin, dass wir immer zu schnell Urteile fällen und ohne substanzielle Faktoren werten und bewerten. Rationelle Analysen sind vielen fern im Zeitalter der „(a)sozialen Medien“. So boomt das Zeitalter der Fakenews und der Pseudowissenden. Wenn die global player der manipulierenden Algorithmen nicht bald reglementiert werden, wird die Menschheit, trotz der Vorteil der Digitalisierung, verlieren. Die Gesellschaft wird weiter gespalten und wir verkommen zu digitalen Sklaven. Damit Sie mich nicht falsch verstehen, ich bin ein Freud der KI und Digitalisierung, aber ein Feind jeglicher Diktatur.

Zurückkommend zum Glück

Der Schmerz des Scheiterns hängt immer von der Höhe der Erwartungen ab. Wir müssen lernen, vermeintliche Belohnungen mehr zu hinterfragen und mehr Zufriedenheit und manchmal auch Dankbarkeit und Demut lernen. Das sind die ersten Schritte, um ein glücklicheres Leben zu führen.

Was ist Glück?

- **Aktivität:** Wer seinen Körper und Geist nicht beschäftigt, wer nicht teilnimmt, erhält keine Bestätigung seines Seins.
- **Soziale Bindungen:** Familie, Freunde, Kontakte, Sportkolleg*innen führen zu sozialen Bindungen und steigern das Glückserlebnis
- **Konzentration:** Nur bewusstes Erleben steigert den Genuss, sei es beim Essen, Sehen oder Spüren.
- **Erwartungshaltung:** Wir setzen uns und andere ständig zu hohen Erwartungen aus. Eigene und fremde Erwartungen müssen realistisch und gerecht sein.

Schlussempfehlung:

Nachdem Sie nun einige Fakten zum Body & Mind Management gelesen haben, fassen Sie hoffentlich den einen oder anderen Entschluss. Eine noch so kleine Gewohnheitsänderung kann vieles bewirken. Jeden Monat umgerechnet ca. 3 %, ergibt in einem Jahr gewaltige 36 %. Entscheidend ist, Sie müssen für sich und oft damit auch für andere Verantwortung übernehmen. Es schmeckt mir nicht, ich kann das nicht, etc. sind Ausreden, die nicht zählen. Es dauert durchschnittlich ca. 40-60 Tage, bis sich Gewohnheiten, Geschmäcker und Gefühle verändern und komplett neu verinnerlicht werden.

Setzen Sie sich hin und erstellen Sie für sich Ihre 10 Gebote zu allen Themen, mit denen Sie sich durch das Lesen dieses Buches beschäftigt haben. Themen und Veränderungen, die Sie angehen möchten und die für Sie wichtig werden sollen. Beauftragen Sie einen Partner, wie der Ehemann*frau, Ihre Kinder, oder besten Freund*in, Sie ständig zu unterstützen.

Ich wünsche Ihnen Spaß, Glück und Zufriedenheit auf Ihrem weiteren Lebensweg, mögen Sie gesund älter werden.

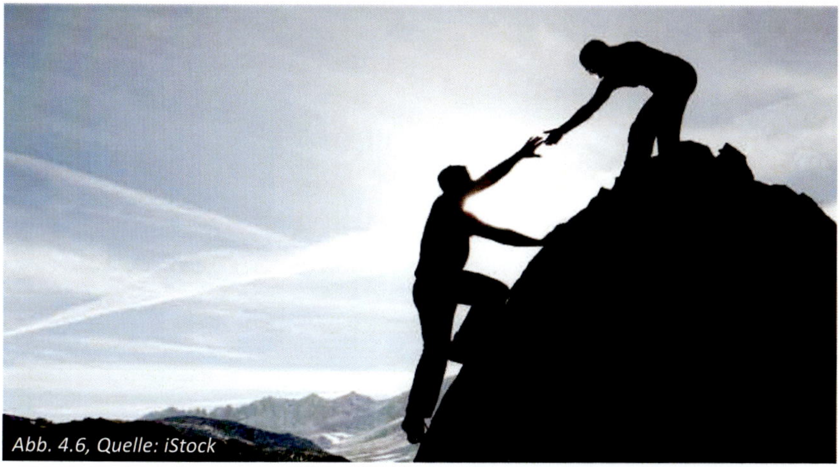

Abb. 4.6, Quelle: iStock

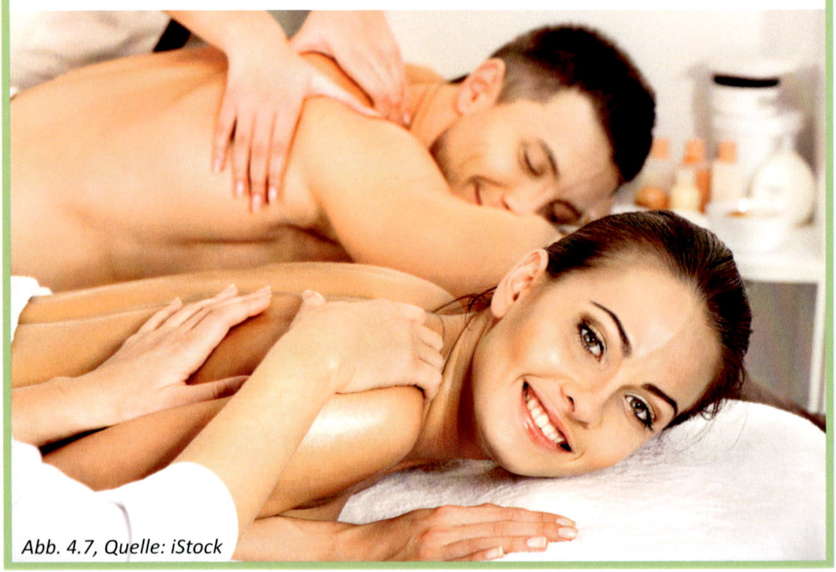

Abb. 4.7, Quelle: iStock

Über den Autor

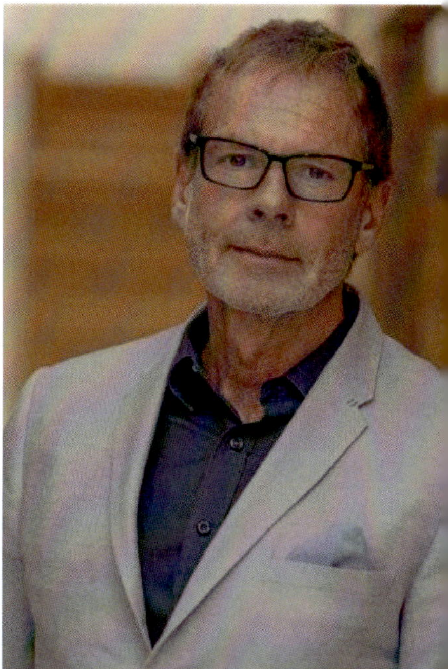
Abb. 4.8, Quelle: Eigene

Klaus Brüggemann, Jahrgang 1959, absolvierte eine Kochlehre, bei der er sich zum Vize-Europameister der Köche qualifizierte.

Nach einem Fachstudium zum Betriebswirt, war er fünf Jahre für die Lufthansa Service (LSG) tätig. Mit 27 Jahren wurde er dort der jüngste Personaldirektor im Lufthansa-Konzern.

Von 1989 bis zum Jahr 2000 war Klaus Brüggemann geschäftsführender Gesellschafter einer mittelständischen Unternehmensgruppe, die ca. ein Dutzend Hotels, Restaurants, Freizeit- und Fitnessbetriebe bewirtschaftet hat.

Nach dem Ausstieg im Jahr 2000 qualifizierte sich Klaus Brüggemann als Personal- und Gesundheitstrainer und es erfolgte der Wechsel ins Sportbusiness und u.a. in den Aufsichtsrat von HERTHA BSC.
Klaus Brüggemann war Operationsmanager der FIFA WM 2006 in Berlin. In den Jahren danach war er für das Ronaldinho Management, für den Box-Weltmeister Nikolai Valuev, für Clubs in Moskau und Bukarest und der DKB als Berater aktiv. Es erfolgte eine Tätigkeit als Geschäftsführer und Manager für einen Club in der 3. Fußball-Liga.

2014 absolvierte Klaus Brüggemann Weiterbildungen zum Burn-out-Berater und zum Mental Coach. Klaus Brüggemann ist als Sport- und Wellnessunternehmer aktiv sowie als Dozent an der deutschen Hochschule für Gesundheit und Prävention (DHfPG).

Klaus Brüggemann ist Vorsitzender des Aufsichtsrat von HERTHA BSC und Autor des Buches „Die Fußballblase, hinter den Kulissen eines Milliardengeschäfts."

Inhalt

Quellennachweise

Übersicht

(1) Seite 9, https://de.statista.com/statistik/daten/studie/153908 umfrage/fettleibigkeit-unter-erwachsenen-in-oecd-laendern/

(2) Seite 9, https://www.focus.de/gesundheit/ratgeber/ruecken/70-prozent-der-deutschen-leiden-rueckenschmerzen_id_1759706.html

(3) Seite 9, https://www.dshs-koeln.de/aktuelles/meldungen-pressemitteilungen/detail/meldung/dkv-report-2021-negativrekordwert-beim-gesunden-lebensstil/

Kapitel 1

(1.1) Seite 16, https://www.laborpraxis.vogel.de/steckt-uebergewicht-in-den-genen-a-708381/

Kapitel 2

(2.1) Seite 23, https://www.heilpraxisnet.de/naturheilpraxis/who-bewegungsmangel-jaehrlich-fuer-5-millionen-todesfaelle-verantwortlich-20201204529097/

(2.2) Seite 24, Dr. Marco Toigo, Muskelrevolution, Seite 298

(2.3) Seite 24, Dr. Marco Toigo, Muskelrevulotion, Seite 298

(2.4) Seite 26, https://fitforlife.ch/gene-im-sport-tradition-versus-training/

(2.5) Seite 27, Dr. Marco Toigo, Muskelrevolution

Kapitel 3

(3.1) Seite 68, https://www.zeit.de/wissen/gesundheit/2019-07/verjuengung-biologie-trim-studie-gregory-fahy/komplettansicht

(3.2) Seite 68, https://www.nzz.ch/wissenschaft/metformin-eine-wunderpille-gegen-fast-alles-ld.1528018

(3.3) Seite 69, https://sportsandmedicine.com/de/2020/11/vitamin-d-bei-sportlern/

(3.4) Seite 70, https://www.uniklinik-freiburg.de/presse/publikationen/im-fokus/2019/was-bringt-omega-3-fuers-herz.html

(3.5) Seite 71, https://www.deutsche-apotheker-zeitung.de/daz-az/2009/daz-8-2009/statine-und-coenzym-q10

(3.6) Seite 71, https://www.focus.de/gesundheit/gesundleben/vorsorge/chance/niacin-liefert-schluessel-fuer-langes-leben-antiaging_id_1779615.html

(3.7) Seite 71, https://www.i-med.ac.at/mypoint/news/719834.html

(3.8) Seite 72, https://www.db-thueringen.de/servlets/MCRFileNodeServlet/dbt_derivate_00028953/Diss/Priebs.pdf

(3.9) Seite 82, https://www.ak-schmitt.hhu.de/fileadmin/redaktion/Fakultaeten/Mathematisch-Naturwissenschaftliche_Fakultaet/Chemie/Phys_Chem1/AK_Schmitt/Lehre/Umweltchemie/Massentierhaltung.pdf

(3.10) Seite 82, https://taz.de/Studie-zu-Subventionen-fuer-Viehbranche/!5755760/

Kapitel 4

(4.1) Seite 83, https://www.zeit.de/gesundheit/2021-12/stress-deutschland-tk-studie-umfrage?utm_referrer=https%3A%2F%2Fwww.google.com%2F

Quellennachweise Bilder und Grafiken

1.1 Eigene Aufnahme
1.2 Eigene Grafik - Annika Wellnitz
1.3 iStock-Fotografie-ID:687794544, Ildo Fraao
1.4 Eigene Grafik - Annika Wellnitz
1.5 iStock-Fotografie-ID:826441306, gustavofrazao
1.6 iStock-Fotografie-ID:534666341, 00Mat00
1.7 iStock-Fotografie-ID:1290005692, gracethang

2.1 -2.14 Eigene Aufnahmen

3.1 Eigene Grafik - Annika Wellnitz
3.2 iStock-Fotografie-ID:1295289697, Dilok Klaisataporn
3.3 iStock-Fotografie-ID:1212230930, Grassetto
3.4 iStock-Fotografie-ID:1265548867, Rasi Bhadramani
3.5 Eigene Grafik - Annika Wellnitz
3.6 Eigene Grafik - Annika Wellnitz
3.7 Karsten Mess
3.8 Karsten Mess
3.9 iStock-Fotografie-ID:1093114744, Vitaly Faritovich
3.10 Freepik Images by: Weingläser: vectorpocket, Banane: timolina, Pizza, Schokoriegel, Dessert, Apfelsaft: Racool_studio, Salamibagel: jcstudio, Salat: wirestock, Kaffee: jannoon028,
3.11 PAL Werte Tabelle: Eigene Grafik
3.12 iStock-Fotografie-ID:120599192, CGissemann
3.13 Freepik Images by: Ingwer: Racool_studio, Brokkoli: 8photo, Möhren: rawpixel.com, Nudeln:bublikhaus

4.1 iStock-Fotografie-ID:147075057, OtmarW
4.2 Eigene Grafik - Annika Wellnitz
4.3 iStock-Fotografie-ID:483889492, Rocky98
4.4 Eigene Grafik - Annika Wellnitz
4.5 Eigene Grafik - Annika Wellnitz
4.6 iStock-Fotografie-ID:
4.7 iStock-Fotografie-ID:
4.8 Eigene Aufnahme